降血糖就是这么简单

〔日〕井藤英喜 / 主编

王婷婷 / 译

青岛出版社
QINGDAO PUBLISHING HOUSE

图书在版编目（CIP）数据

降血糖就是这么简单 / （日）井藤英喜主编；王婷婷译 . -- 青岛：青岛出版社，2019.2
ISBN 978-7-5552-7931-0

Ⅰ . ①降… Ⅱ . ①井… ②王… Ⅲ . ①糖尿病—防治Ⅳ . ① R587.1
中国版本图书馆 CIP 数据核字 (2019) 第 021013 号

TITLE： 〔血糖値の高い人がまず最初に読む本〕
BY： 〔井藤 英喜〕
Copyright © SHUFU TO SEIKATSU SHA， 2014
Original Japanese language edition published by SHUFU TO SEIKATSUSHA CO.,LTD.
All rights reserved. No part of this book may be reproduced in any form without the written
permission of the publisher.
Chinese translation rights arranged with SHUFU TO SEIKATSUSHA CO.,LTD.,Tokyo
through Nippon Shuppan Hanbai Inc.

本书由日本株式会社主妇与生活社授权青岛出版社有限公司在中国范围内独家出
版本书中文简体字版本。版权所有，翻印必究
山东省版权局版权登记号　图字：15-2016-171

书　　　名	降血糖就是这么简单	
	JIANGXUETANG JIUSHI ZHEMEJIANDAN	
主　　　编	〔日〕井藤英喜	
译　　　者	王婷婷	
出版发行	青岛出版社	
社　　　址	青岛市海尔路 182 号（266061）	
本社网址	http://www.qdpub.com	
邮购电话	13335059110　0532-68068026	
责任编辑	逄　丹	
特约编辑	肖文静　王　燕	
封面设计	杨晓雯	
制　　　作	北京书锦缘咨询有限公司（www.booklink.com.cn）	
印　　　刷	青岛北琪精密制造有限公司	
出版日期	2019 年 3 月第 1 版　2019 年 3 月第 1 次印刷	
开　　　本	32 开（890mm×1240mm）	
印　　　张	5	
字　　　数	110 千	
图　　　数	172 幅	
印　　　数	1~5000	
书　　　号	ISBN 978-7-5552-7931-0	
定　　　价	25.00 元	

编校质量、盗版监督服务电话　4006532017　Q532-68068638
建议陈列类别：生活 / 健康

在当今社会，许多人即使体检时发现血糖偏高，也只是苦笑一下，不会认真对待。因为大家普遍的认知是："血糖稍稍偏高一些也没有什么大碍"。还有一部分人害怕查出糖尿病，所以不愿去医院接受检查。实际上，如果一个人被查出血糖偏高，那么他和糖尿病的斗争就已经开始了。

2016年4月7日的世界卫生日的主题是"打败糖尿病"，据世界卫生组织发布的报告显示，全球有4.22亿糖尿病患者，其中中国就有1.1亿患者，更重要的是，中国还有5亿人处于糖尿病前期。作为能引发脑中风、心脏病、失明、截肢等多种并发症的疾病来说，这个人数可以说是十分庞大了。

如果一个人的血糖偏高，意味着他极有可能会患上糖尿病。但也没有必要过度惊恐，虽说糖尿病可能会引发各种并发症，但只要在那之前控制住血糖，便可有效防止糖尿病及其并发症的发生。

如果你发现自己血糖偏高，可以通过本书了解如何有效控制血糖以及预防糖尿病并发症。应充分认识到高血糖的潜在危害，做好糖尿病的预防工作。

高血糖、糖尿病的发病过程

遗传因素（具有易患上糖尿病的体质）

+

日常不良的生活习惯

传染性疾病	肥胖	暴饮暴食
手术、受伤	衰老	过度饮用酒、果汁
滥用药物	压力过大	运动不足

自身免疫力等

妊娠

其他疾病的影响

=

- 慢性胰腺炎、胰腺癌
- 胰高血糖素瘤
- 垂体生长激素腺瘤
- 嗜铬细胞瘤
- 原发性醛固酮增多症
- 库欣综合征
- 肝硬化
- 血色病

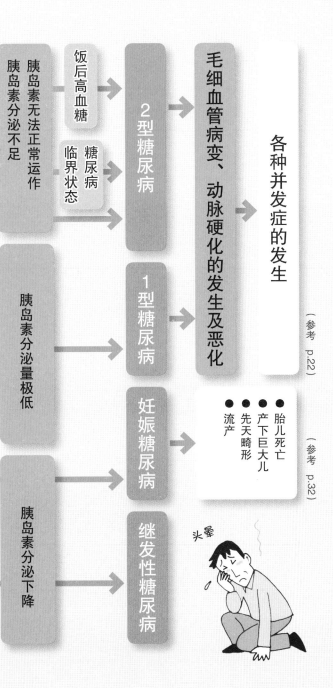

胰岛素无法正常运作
胰岛素分泌不足

饭后高血糖

糖尿病临界状态

2型糖尿病

毛细血管病变、动脉硬化的发生及恶化

各种并发症的发生

（参考 p.22）

胰岛素分泌细胞（胰腺β细胞）受损

胰岛素分泌量极低

1型糖尿病

激素分泌发生变化

妊娠糖尿病

● 胎儿死亡
● 先天畸形
● 产下巨大儿
● 流产

（参考 p.32）

激素分泌异常或糖代谢异常

胰岛素分泌下降

继发性糖尿病

头晕

高血糖、糖尿病的治疗方法

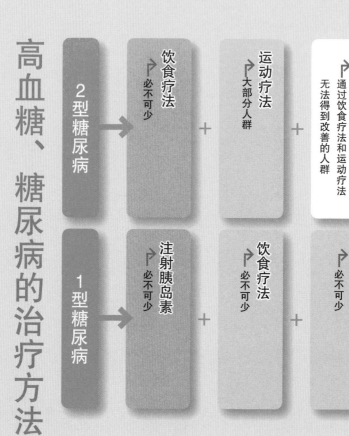

2型糖尿病 → 饮食疗法 ▷必不可少 ＋ 运动疗法 ▷大部分人群 ＋ 药物疗法 ▷通过饮食疗法和运动疗法无法得到改善的人群

1型糖尿病 → 注射胰岛素 ▷必不可少 ＋ 饮食疗法 ▷必不可少 ＋ 运动疗法 ▷必不可少

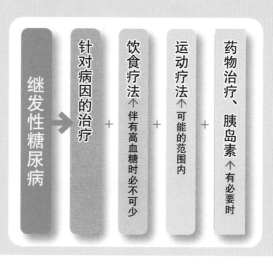

继发性糖尿病 → 针对病因的治疗 ＋ 饮食疗法 ↑伴有高血糖时必不可少 ＋ 运动疗法 ↑可能的范围内 ＋ 药物治疗、胰岛素 ↑有必要时

其他
并发症的治疗

血糖控制目标			
目标	血糖目标值		
	恢复血糖正常值	预防并发症	治疗效果不佳时
糖化血红蛋白（HbA1c）	不超过6.0%	不超过7.0%	不超过8.0%
说明	此目标适用于只需通过适当的饮食疗法和运动疗法便可达到的情况下；或是通过药物疗法可达到此目标，但又不会产生低血糖等副作用时。	以预防并发症为目的。对应的血糖值应约为以下数值： ●空腹时≤130mg/dl（7.2mmol/L） ●饭后2小时≤180mg/dl（10mmol/L）	此目标适用于由低血糖等副作用或是其他原因导致的治疗效果不佳的情况下。

*以上皆为针对成人的目标值，孕妇除外。
*治疗目标应结合每位患者的实际状况分别制订。

其他
并发症的治疗

妊娠糖尿病 ➡ 饮食疗法 ↑必不可少 ＋ 运动疗法 ↑可能的范围内 ＋ 注射胰岛素 ↑有必要时

妊娠时的血糖控制目标		
血糖值	饭前	60~90mg/dl（3.3~5mmol/L）
	饭后2小时	100mg/dl（5.6mmol/L）
糖化白蛋白（GA）		15.0%左右
糖化血红蛋白（HbA1c）		5.0%左右

目录

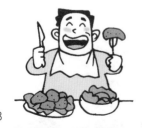

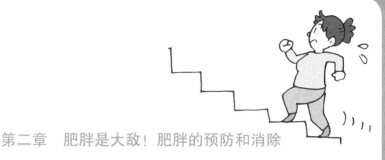

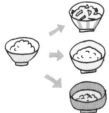

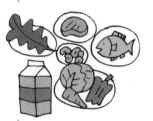

第四章　与酒的相处之道

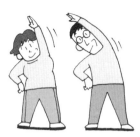

第五章　养成运动习惯，改善血糖

第六章　战胜压力降血糖

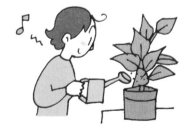

第七章　审视日常生活，控制血糖

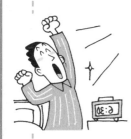
第八章　高血糖及糖尿病的科学疗法

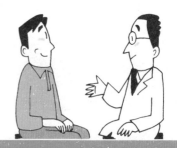

第一章

血糖值的基础知识

健康程度自测表

测一测你对"血糖值、糖尿病基础知识"的了解程度

请在以下10个描述中，选出你能够确定或认为正确的项目，在前面的方框中打"√"，并统计出"√"的数量。

☐ 知道自己的血糖值为多少。

☐ 可以说出血糖值的概念。

☐ 知道诊断为糖尿病的血糖值标准。

☐ 知道自己的糖化血红蛋白值（HbA1c）。

☐ 大多数糖尿病患者，尤其是初期糖尿病无自觉症状。

☐ 糖尿病恶化后血管会受损伤。

☐ 糖尿病可引发性命攸关的并发症。

☐ 糖尿病可导致失明。

☐ 糖尿病可导致肢端坏死而截肢。

☐ 即使患上糖尿病，只要得到有效治疗，仍可如健康人一般正常生活。

评定：

● **"√"数量在3个以下**

对于血糖值以及糖尿病的基础知识知之甚少，建议仔细阅读本书。

● **"√"数量为4~7个**

中等水平，应更深入了解如何预防和改善糖尿病。

● **"√"数量在8个以上**

基础知识完备，只需再做到以知识为基础，将其转化为健康的生活方式。

糖尿病患者数量激增！
你是否位列其中？

◎糖尿病患者人数已超过1亿，每10个成年人中就有1人患有糖尿病！

据2016年世界卫生组织的相关报告显示，中国糖尿病患者已经超过1亿，每10个成年人中便有1个人患有糖尿病。潜在患者（极有可能发展成为糖尿病患者的人群）人数约为5亿。

除了人数之多，其增长的态势也十分惊人。1979年，我们国家成人糖尿病患病率不到1%，2002年已经达到2.6%，2010年已经达到9.7%。

无论是从患者及潜在患者的数量上看，还是从增长速度上看，糖尿病都已成为中国民众急需直面的难题之一。

◎随着年龄的增长，患者人数占比激增！

日本最近进行的一次糖尿病患者的调查报告中显示，日本男性及女性糖尿病患者以及潜在患者的占比皆从40岁以上年龄段开始表现显著，50岁开始激增。

例如，在40～49岁的男性中，糖尿病患者及潜在患者的比重约为13%，但是到了50～59岁年龄段中，占比就已达到22%，60～69岁的占比更是一下子跳到36%。如果这些人参加同学会，30人中就有11人为糖尿病患者或潜在患者。

不过值得欣慰的是，从2012年的调查中可以看出，虽说患者的数量一直在增长，但是潜在患者的数量已呈现下降趋势。然而，随着年龄的增长，糖尿病患者数量也会不断增加，可以预见，随着老龄化社会的推进，今后糖尿病患者的数量也会急速增多。

上述调查报告对我国也有一定参考价值。

（注：本章节部分内容根据中国国情对原书进行了改写）

■ 中国糖尿病患者及潜在患者人数变迁

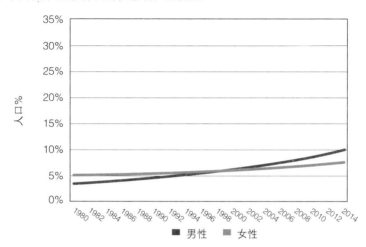

（数据来源于世界卫生组织《2016年糖尿病国家概况–中国篇》）

■ 50岁以后的日本男性及女性糖尿病患者比例

	年龄（岁）	糖尿病患者	糖尿病潜在患者
男性	20～29	0.6%	0.5%
	30～39	1.4%	1.8%
	40～49	5.4%	7.2%
	50～59	12.2%	10.2%
	60～69	20.7%	15.5%
	≥70	23.2%	17.7%
女性	20～29	0.0%	0.8%
	30～39	1.1%	3.1%
	40～49	1.7%	7.5%
	50～59	6.2%	12.1%
	60～69	12.6%	17.4%
	≥70	16.7%	20.8%

（数据来源于日本厚生劳动省2012年国民健康、营养调查）

什么是"血糖"？
高血糖可导致什么后果？

◎ "血糖"就是血液中含葡萄糖的浓度

糖尿病患者及潜在患者，均以高血糖作为诊断依据。血糖偏高即被认定为"高血糖"，并依据升高的程度判定是糖尿病患者还是潜在患者。那么，作为如此重要指标的"血糖"究竟代表什么？数值升高，又会带来什么影响呢？

我们人类从食物中获取各种营养。其中，从米饭、面包、面条等谷物类，水果类，芋头类，糖类等食物中获得的碳水化合物，在人体内会转化成葡萄糖，是维持脑部和肌肉运动的主要能量来源。

人体摄入碳水化合物后，会在肠道将其分解为葡萄糖并吸收，然后进入到血液当中，就这样，葡萄糖被输送到全身各处，成为身体的热量来源。血糖指的就是血液中的葡萄糖。血糖值指的就是血液中葡萄糖的浓度，即每升（L）血液中含有多少毫摩尔（mmol）的葡萄糖。

◎ 胰岛素运作异常，会导致血糖无法下降

由于血糖是由食物中的碳水化合物经过消化、吸收后再被送入血液中所产生的，所以说，饭后的血糖值是一定会升高的。但是健康人的血糖只会升至一定高度，并不会过高，这是为什么呢？

原因就在于我们十分熟悉的"胰岛素"。胰岛素是由胰腺内的胰岛 β 细胞分泌的一种激素，可以促进细胞吸收血液中的葡萄糖，起着控制血糖的作用。

但是，如果身体肥胖，体内脂肪过多，或是胰岛素无法正常运作（胰岛素抵抗），葡萄糖便无法顺利进入细胞内，血糖也无法降低。长此以往，将会引发糖尿病。

◎持续高血糖会对血管造成严重危害

那么，持续高血糖是如何对身体造成危害的呢？

危害，始于血管。具体机制可参考下面的图示：

■ 高血糖对血管造成的危害

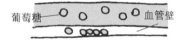

长期处于高血糖状态下，血液中的葡萄糖会附着在血管壁上。

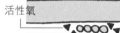

附着在血管壁上的葡萄糖与血管壁中的蛋白质结合，产生化学反应，生成活性氧。

活性氧是一种可使身体"生锈"的有害物质，它强大的氧化能力会对血管壁（内皮细胞）造成损伤，使其表面变得粗糙，从而使得胆固醇极易沉积于血管壁上，进而导致动脉硬化。

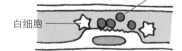

血管壁出现异常后，为了修复血管壁，大量白细胞和血小板聚集于此处，反而加重动脉硬化，使血管内腔变窄，最终堵塞血管（形成血栓，导致心肌梗死或脑梗死）。

95%的糖尿病是由不良的生活习惯导致的

◎ 糖尿病的四种主要类型

糖尿病可以分为以下几种类型：

① **1型糖尿病**=胰腺几乎或根本无法分泌胰岛素。

② **2型糖尿病**=胰腺可以分泌出胰岛素，但是分泌不足，或是分泌的胰岛素无法正常运作。

③ **妊娠糖尿病**=怀孕引发的糖尿病。

④ **其他特定原因、疾病引起的糖尿病**=遗传基因异常、内脏病变、内分泌失调、感染性疾病、滥用药剂等因素,导致胰岛素分泌异常、分泌不及时、无法正常运作。

◎ 绝大多数糖尿病患者属于2型糖尿病

糖尿病常被拿来作为生活习惯病的代表。但此时的"糖尿病"指的并不是①～④所有类型的糖尿病，仅是2型糖尿病。据世界卫生组织《全球糖尿病报告》显示，世界上绝大多数糖尿病患者罹患的是2型糖尿病。这种糖尿病曾经几乎全部发生在成人当中，但现在也出现在儿童中。

大部分的2型糖尿病患者都受到遗传因素的影响，再加上暴饮暴食、运动不足等不健康的生活方式等诱因，最终导致发病。此外，"糖尿病潜在患者"指的也是极有可能成为2型糖尿病患者的人群。

■ 1型、2型糖尿病病因对比

	1型糖尿病	2型糖尿病
发病契机	免疫功能异常等因素导致胰腺中的胰岛素分泌细胞被损坏。有时伴有其他免疫功能障碍病症。	受胰岛素抵抗和胰岛素分泌能力低下等遗传因素的影响，再加上暴饮暴食、运动不足等诱因，导致胰岛素分泌不足、分泌不及时、无法正常运作。
家族遗传因素	与2型相比不大。	亲属中有糖尿病患者。
与肥胖的关系	无关。	现在或曾经属于肥胖体型。
发病年龄	多于儿童至青春期阶段发病，也有中年之后发病的例子。	多在40岁之后发病，不过近年来年轻患者的数量也有所增加。

■ 处于糖尿病临界状态（糖尿病潜在患者）也万不可大意

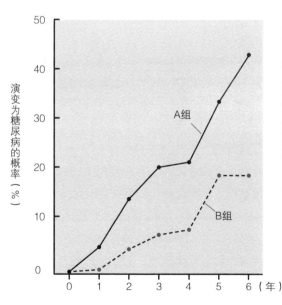

左图为临界状态（糖尿病潜在患者）最终演变为糖尿病的概率。A组一年只接受1次指导，B组经常接受指导并坚持饮食疗法和运动疗法。观察图表可以发现，6年后A组有40%的概率会演变为糖尿病。由此可以推测，如果不接受任何指导，也不予理睬，演变为糖尿病的概率将会相当高。因此，临界状态（糖尿病潜在患者）人群应对其给予足够重视。

（数据来源：[Tuomilehto.et/New Engl J Med2001.344.1343]诊断和治疗社出版、相泽徹著《糖尿病临床入门》收录/有改动）

警惕！糖尿病恶化可引发这些症状

◎糖尿病会在无自觉症状的情况下逐渐恶化

糖尿病的可怕之处，就在于它常常是在无任何自觉症状的情况下恶化的。甚至有些人刚刚感到自己有些倦怠，眨眼间就晕倒在外，待紧急送往医院接受检查后，才发现已是重度糖尿病患者。因为有自觉症状时，糖尿病往往已相当严重，也许并发症也已十分严重。所以如果被告知血糖偏高，但是因为无自觉症状而不予理会，可能导致非常严重的后果。

糖尿病严重到一定程度时，便会出现各种各样的自觉症状。然而，每个人的自觉症状是不同的，而且这些症状究竟代表着糖尿病的哪个阶段，这些症状是否确实是由高血糖引起的等问题，都需经过检查才可以判断出来。

如果您的血糖偏高，又出现了此处介绍的各种症状，建议您尽快去医院做检查，了解症状和病因，及时接受适当的治疗。

◎出现视力下降、手足发麻等严重症状

此处整理了一些典型的糖尿病症状，以供各位参考。

糖尿病患者一定都是高血糖，当血糖长期高于正常值时，便会出现口干、多饮、尿多、体重骤减等状况。除此之外，还可能会出现身体疲乏无力、没有精神、猛吃甜食等其他持续高血糖可能导致的症状。

如果糖尿病继续恶化，还可能引发各种各样的并发症。例如，可能会出现视力低下、手脚发麻等各种神经和血管病变症状。除此之外，像睡觉时腿脚抽筋等经常被我们忽视的症状，也有可能是由糖尿病引发的神经和血管病变。

■ 糖尿病的典型症状

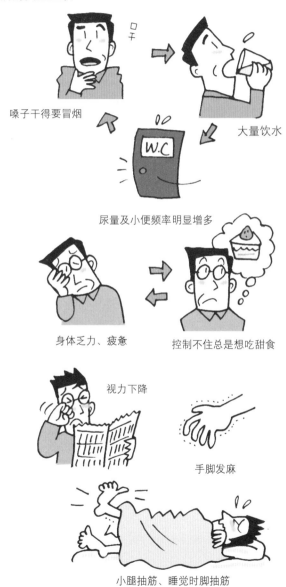

嗓子干得要冒烟

大量饮水

尿量及小便频率明显增多

身体乏力、疲惫

控制不住总是想吃甜食

视力下降

手脚发麻

小腿抽筋、睡觉时脚抽筋

21

不知何时会降临到自己身上？
性命攸关的糖尿病并发症！

◎糖尿病"三大并发症"极有可能导致截肢、失明、肾衰

糖尿病的真正可怕之处，在于它会引起各种各样的并发症。不仅仅是失明、截肢，甚至有可能引发脑梗死、心肌梗死等病症，危及性命。虽说非糖尿病患者也有可能发生脑梗死、心肌梗死，但是出现在糖尿病患者身上的概率要高2~4倍。

除此之外，下述被称作糖尿病"三大并发症"的症状就仅会发生在糖尿病患者身上了。

① 糖尿病神经病变

高血糖导致末梢神经受损，发生病变，于糖尿病发病3~5年后出现。常表现为脚麻；走路时痛感迟钝和发热感；无法及时发现脚部伤口，导致伤口感染进而演变为坏疽，感染严重时必须做截足手术。此外，如果自主神经受损，还会引发头晕目眩、异常发汗、便秘、拉肚子、排尿异常等症状。

② 糖尿病视网膜病变

长期处于高血糖状态，会导致覆盖眼球内侧视网膜的毛细血管受损、出血。如果不予理睬，出血范围持续扩大，可导致视力下降。如果继续恶化，可能引发大出血，以致失明。糖尿病病史10年左右的患者中，糖尿病视网膜病变的发病率为50%以上；超过20年，发病率几乎为100%。有10%的糖尿病患者在发病5~9年就可能发生眼底病变。

③ 糖尿病肾病

肾脏担负着过滤血液、将体内废弃物转化为尿液排出体外的重任。但是，如果长期处于高血糖状态下的话，肾小球的毛细血管将受损，导致其

机能下降，也就是所谓的肾功能不全。无法排出的废弃物便会堆积于体内，有可能引发尿毒症，危及性命。

肾功能不全继续恶化，就只能依靠人工透析来排出体内的废弃物和水分。在发达国家，糖尿病肾病是进行透析和肾移植的一个主要病因。

除此之外，糖尿病还可引发多种并发症，比如动脉硬化、糖尿病昏迷等。动脉硬化是心脏病及脑梗死的直接原因；糖尿病昏迷可导致人突然昏倒。因此，糖尿病的治疗也可以说是与并发症的斗争。

■ 糖尿病会引发这些并发症

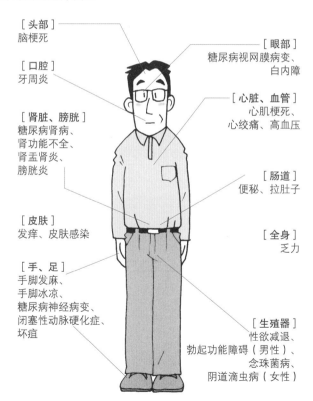

［头部］
脑梗死

［口腔］
牙周炎

［肾脏、膀胱］
糖尿病肾病、
肾功能不全、
肾盂肾炎、
膀胱炎

［皮肤］
发痒、皮肤感染

［手、足］
手脚发麻、
手脚冰凉、
糖尿病神经病变、
闭塞性动脉硬化症、
坏疽

［眼部］
糖尿病视网膜病变、
白内障

［心脏、血管］
心肌梗死、
心绞痛、高血压

［肠道］
便秘、拉肚子

［全身］
乏力

［生殖器］
性欲减退、
勃起功能障碍（男性）、
念珠菌病、
阴道滴虫病（女性）

确诊糖尿病应该做哪些检查？

◎定期体检，做到早发现、早治疗

多数情况下，人们是在定期体检时得知自己血糖值偏高的，体检项目中的尿糖检查和血糖检查就是判断糖尿病的最基本的标准。如果这两项数据出现异常，医生会告诉你，你已经患上或极有可能患上糖尿病。因此，建议大家坚持定期体检，做到早发现、早治疗。

首先让我们了解一下什么是尿糖。如果血液中的葡萄糖达到一定浓度，无法被肾小管全部吸收，那么剩余的葡萄糖便会随尿液排出。也就是说如果从尿液中检测出糖类，就可以推断该检测者的血糖偏高。

一般情况下，血糖值超出170mg/dl（9.4mmol/L），会检测出尿糖。但是难办的是，有时明明已经检测出尿糖，但实际上检测者的血糖值十分正常，并不是高血糖及糖尿病患者，还有的时候，明明没有检测出尿糖，但是检测者却因糖尿病发病而导致高血糖。因此，仅依靠尿糖无法确诊糖尿病。

◎通过空腹血糖和口服葡萄糖耐量试验确诊糖尿病

比尿糖更权威的指标当然是血糖值。首先是"空腹血糖"，顾名思义，就是早饭前空腹状态下，也就是血糖最低时间段测得的血糖浓度。健康人的空腹血糖应不到110mg/dl（6.1mmol/L），如果空腹血糖超过126mg/dl（7mmol/L），即可认定为糖尿病。

但是，空腹血糖也并非万全之标准。有些糖尿病潜在患者及轻度患者的空腹血糖也在正常范围内。因此，为了确诊，还应进行"口服葡萄糖耐量试验"。

具体方法是，早饭前空腹口服含75g葡萄糖的液体，然后分别于30分钟后、1小时后、2小时后抽血查看血糖值变化情况。

健康人在30分钟后达到最高值，不超过140mg/dl（7.8mmol/L），然后缓慢下降，2小时后恢复到检查前数值。但是，糖尿病患者及潜在患者的最高值要么出现在30分钟之后，要么数值比正常人高出许多。

空腹血糖在126mg/dl（7mmol/L）以上，或者口服葡萄糖耐量试验2小时后数值还在200mg/dl（11.1mmol/L）以上，即可认定为糖尿病。空腹血糖不到110mg/dl（6.1mmol/L），或者口服葡萄糖耐量试验2小时后数值不到140mg/dl（7.8mmol/L），即可认定为正常。除此之外的可认定临界状态（即糖尿病潜在人群）。此外，糖化血红蛋白（见下节）在6.5%以上，也可认定为糖尿病。

如果已被认定为糖尿病，血糖也持续居高不下，即可确诊为糖尿病患者。

■ 空腹血糖及OGTT（口服葡萄糖耐量试验）的诊断标准

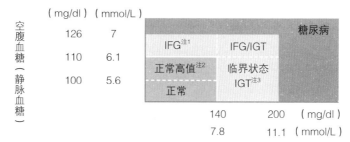

口服葡萄糖耐量试验2小时后血糖值
（静脉血糖）

注1：IFG（空腹血糖受损）诊断标准：空腹血糖为110～125mg/dl（6.1～6.9mmol/L）之间、口服葡萄糖耐量试验2小时后数值低于140mg/dl（7.8mmol/L）（WHO标准）。不过，在美国糖尿病协会(ADA)制订的标准中，IFG仅通过空腹血糖判定，标准为110～125mg/dl（6.1~6.9mmol/L）之间。

注2：空腹血糖在100～109mg/dl之间虽为正常值范围内，但属于"正常高值"。此类人群转化为糖尿病的风险升高，进行口服葡萄糖耐量试验可能出现不同程度的糖耐量受损，建议进行口服葡萄糖耐量试验。

注3：IGT（糖耐量受损）是一种WHO制订的糖尿病诊断标准，其标准为：空腹血糖低于126mg/dl（7mmol/L），OGTT后2小时血糖在140～199mg/dl（7.8~11mmol/L）之间。

（以上数据出自日本糖尿病学会编《糖尿病治疗指南2012–2013》中的"血糖控制目标修订版"）

除了血糖检查，其他检查也不可少

◎ 即使没有危险信号，也不可忽视糖化血红蛋白检测

与只能显示当时血糖状态的空腹血糖检查相比，糖化血红蛋白（HbA1c）检查可以反映出被检查者过去 1 ~ 2 个月的血糖平均状况。糖化血红蛋白是血液中的葡萄糖和红细胞中的血红蛋白结合后的产物，糖化血红蛋白检测的就是糖化血红蛋白在所有血红蛋白中所占的比例。与空腹血糖一样，糖化血红蛋白也是确诊糖尿病（糖化血红蛋白为6.5%以上，即可认定为糖尿病）及血糖控制的重要指标。

此外，如果现阶段只是血糖值稍稍偏高，并没有患上糖尿病，也没有任何并发症症状，也不可大意。除了血压之外，还应了解其他各项身体指标，包括下页中所列的胆固醇、甘油三酯、尿酸、体格（是否肥胖）等，以便充分把握自身的身体状况以及潜在的危险。

如果家人或亲戚中有糖尿病患者，则更应该注意。虽说糖尿病的发病机制还不明确，但是很明显有遗传因素的影响。

◎ 坚持定期体检，倾听医生建议

因此，建议大家每年进行一次体检。如果单位没有组织体检，也要定期去当地医疗机构进行体检。体检结果出来后，要听从医生的建议，调整好今后的生活方式。

■糖尿病患者及潜在患者临床症状、并发症的检测项目及标准

	检查项目	标准值
血糖检测	空腹血糖	65～110mg/dl（3.6~6.1mmol/L）
	糖化血红蛋白（HbA1c）	4.6～6.2%（NGSP）[注2] 4.3～5.8%(JDS)
	口服葡萄糖耐量试验（OGTT）2小时后血糖值	低于140mg/dl（7.8mmol/L）
血脂检测	总胆固醇	120～220mg/dl
	低密度胆固醇（LDL）[注1]	70～140mg/dl
	高密度胆固醇（HDL）	男性：40～70mg/dl 女性：45～75mg/dl
	甘油三酯	30～150mg/dl
肾功能检测	尿素氮（BUN）	8～20mg/dl
	肌酐	男性：0.6～1.0mg/dl 女性：0.5～0.8mg/dl
	尿酸	男性：3.5～7.5mg/dl 女性：2.5～6.0mg/dl
体格（是否肥胖）	BMI=体重（kg）÷［身高（m）］^{2}	18.5～25
	腰围（经脐点的腰部水平围长，也叫腹围）*参考p.39	男性 ≤85cm 女性 ≤90cm
	尿微量白蛋白	0～30mg/g・Cr
其他检测	眼底检测	—
	胸透	—
	心电图	—
	踝臂压力指数	1.0～1.2
	颈动脉超声检查	—

*检测方法不同，标准值也可能有些许差异。

注1：糖尿病患者最好控制在120mg/dl（6.7mmol/L）以下。

注2：HbA1c检测标准采用国际基准值（NGSP）。

导致血糖升高的危险因素

◎现代人典型的生活习惯成为发病主要因素

导致血糖上升、成为糖尿病患者及潜在患者的危险因素有哪些呢?

纵观其中的危险因素,都与当代人的生活习惯密切相关。当代人的生活充满了便利快捷,但也裹藏着大量的糖尿病致病因素。

如果将可引发糖尿病的危险因素列举出来,如遗传、过食、肥胖、运动不足、过量饮酒、过劳、压力过大、生活不规律、年龄增加、服用药物等,稍加观察便可发现,其中很多都是当代人典型的生活习惯。除此之外,女性怀孕也可能引发糖尿病。相信各位对这些发病因素已有所了解,接下来就让我们依次来做进一步的解释说明。

◎遗传、过食、肥胖、压力过大……这些都是危险的致病因素

首先是遗传因素,据相关数据表明,近亲中有糖尿病患者的人群,更容易成为糖尿病潜在患者,糖尿病发病的概率也会比较高。因为通常来讲,该人群可能会遗传胰岛素运作不良、血糖容易上升的体质。但是如果认为我们拿遗传因素无可奈何,那就大错特错了。

例如,即使父母是糖尿病患者,但是只要坚持健康的生活方式,不过食、保持健康的体型,也可能不会发病。因此,具有遗传因素不会百分之百导致糖尿病发生。

总是过食而不运动,必然会导致肥胖。多项调查结果皆显示,与体重正常的人群相比,肥胖人群演变为糖尿病潜在患者及糖尿病患者的概率要高出3~4倍。

众所周知,酒精会刺激食欲,导致人体摄入过多的脂肪及盐分。此外,饮酒过量,还可导致肝功能下降、影响健康。可以说,过度饮酒是糖尿病发病的定时炸弹和导火索。

　　过度劳累和生活不规律引发的精神压力过大，也是一大危险因素。有研究表明，一旦精神压力过大，血糖会急剧上升。

　　过食、饮酒过量、运动不足、精神压力……可以说，现代人身边充满了糖尿病致病的危险因素。

■ 导致血糖升高的危险因素

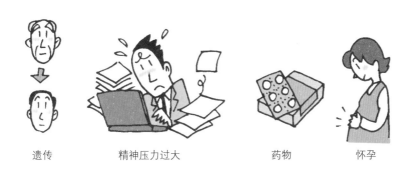

遗传　　　　精神压力过大　　　　药物　　　　怀孕

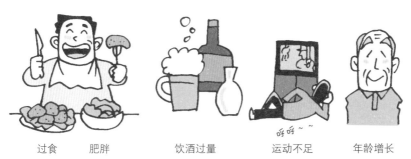

过食　肥胖　　　　饮酒过量　　　运动不足　　　年龄增长

糖尿病患者及潜在患者应做好自我管理

◎将糖尿病看作是一种状态，做好自我管理

糖尿病会引发各种攸关性命的并发症，还是一种人人皆有可能患上的生活习惯病，而且一旦患上此病，现在的医疗手段无法治愈，因此，一定要认真预防、做好管理。

为了更好地理解糖尿病，我们可以将其看作是一种"血糖偏高"的状态。糖尿病及"糖尿病临界状态"是一种状态，虽说很难痊愈，但是可以通过控制管理使其恢复至正常或是近似正常状态。即使无法治愈，但是可以控制。如果放任不管，可能会引发严重的后果，但只要好好控制管理，便可如正常人一般生活。总之，糖尿病及"糖尿病临界状态"的改善并非完全依赖于药物及手术，关键在于自身管理。

◎定期测血糖，找出各自的应对之法

毫无疑问，"控制"的对象自然是"血糖"。糖尿病患者自不必说，体检中查出血糖偏高的潜在患者也需要想办法将血糖降下来，并努力维持在正常水平。

因此，定期测血糖、准确把握血糖值十分关键。在采纳医生建议的基础上，找出相应的方法管理好日常生活。如果血糖下降至正常或接近正常水平，便表明管理方法奏效。反之，如果血糖不仅没有下降，反而持续上升，则表明此管理方法不得当，或者已到了需要依靠药物治疗的阶段。

糖尿病潜在患者应每年至少进行一次体检，高血糖人群则应每隔3个月到半年测一次血糖，以便制订管理指标。自己也可以进行简单的尿糖检

测，还可以用血糖仪自己测血糖。总之，除积极就医之外，还须做好自我管理。

■ "自我管理"很关键

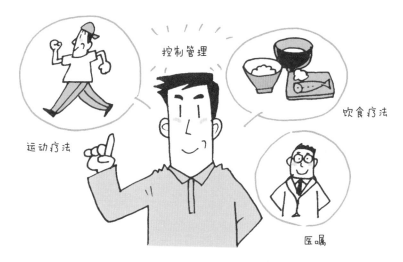

糖尿病及"糖尿病临界状态"是一种需要自我管理的疾病，积极应对是关键。

什么是妊娠糖尿病、
糖尿病合并妊娠？

◎ 超过8.5%的孕妇会得糖尿病

我们将怀孕导致的糖代谢异常称为妊娠糖尿病。糖代谢异常指的就是糖尿病，或还没发展为糖尿病的高血糖状态。

怀孕之后，胎盘会分泌出雌二醇及黄体酮等激素，这些激素会降低胰岛素的活性。此外，怀孕之后，雌激素分泌和代谢也会发生变化。再加上其他多种原因，怀孕之后的糖代谢会发生异常，易导致糖尿病或近似糖尿病病症。研究显示，妊娠糖尿病的发病概率为8.5%以上。

妊娠糖尿病指的是怀孕期间出现的糖尿病，或是在孕检时确诊的糖代谢异常，不同于糖尿病患者怀孕。为了更好地区别，我们将糖尿病患者怀孕称作糖尿病合并妊娠。

◎ 控制好血糖，顺利分娩

如果对妊娠糖尿病置之不理，极有可能导致多种严重后果。例如，可能会产下巨大儿，或产下患有心脏病或其他先天异常的婴儿，也可导致孕妇羊水过多。尤其是妊娠中期出现的高血糖，要给予足够重视。因此，一旦被诊断为妊娠糖尿病，一定要进行必要的治疗。

万幸的是，只要控制好血糖，便可做到母子平安、顺利分娩。糖尿病合并妊娠患者也是一样，如果放任不管也会有同样的危险，但只要控制好血糖，就有可能做到安全分娩。

■ 妊娠糖尿病的诊断标准（OGTT）

OGTT是一种临床常用糖尿病诊断法。首先测得空腹状态下血糖，然后口服75g葡萄糖溶液，并分别于1小时及2小时后测量血糖。

- ·空腹血糖值：92mg/dl（5.1mmol/L）以上
- ·1小时后血糖值：180mg/dl（10mmol/L）以上
- ·2小时后血糖值：153mg/dl（8.5mmol/L）以上

满足以上3项中任意一项，即可判定为妊娠糖尿病。不过，孕前就被诊断为糖尿病的情况除外。

（以上数据来源于日本糖尿病协会编《血糖控制目标修订版糖尿病治疗指南2012–2013》）

■ 对妊娠糖尿病放任不管，可能导致以下后果

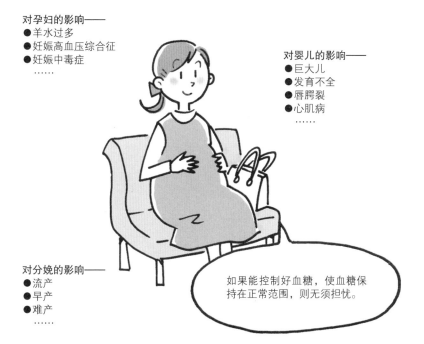

对孕妇的影响——
- ●羊水过多
- ●妊娠高血压综合征
- ●妊娠中毒症
  ……

对婴儿的影响——
- ●巨大儿
- ●发育不全
- ●唇腭裂
- ●心肌病
  ……

对分娩的影响——
- ●流产
- ●早产
- ●难产
  ……

如果能控制好血糖，使血糖保持在正常范围，则无须担忧。

33

"复合型生活习惯病"危害大，谨防代谢综合征

虽说"代谢综合征（Metabolic syndrome）"这个词现今已很常见，但是能准确把握其含义的人却出乎意料地少。"Metabolism"是"代谢""新陈代谢"的意思，"Metabolic syndrome"指的就是"代谢综合征"。

为何"代谢综合征"如今引起人们的广泛注意了呢？其实代谢综合征早已不再单纯指代谢异常，它被赋予了新的含义，表示患有多种此类病症，也就是患上了所谓的"复合型生活习惯病"。

具体来说，患有内脏脂肪性肥胖，再加上血脂异常、高血压、高血糖中任意2种以上的生活习惯病，即可认定为患有代谢综合征。

代谢综合征的危害之处在于，即使每种病症都不严重，但是叠加在一起便会加速动脉硬化，从而大大提高心肌梗死等致命性疾病发病的风险。

日本于2008年4月开始实施的以40～74岁群体为特定对象的义务健康诊察（特定健康诊察），即是以应对代谢综合征为出发点制订实施的。"代谢综合征"的诊断标准如下：

●内脏脂肪（腹腔内脂肪）过多

腰围：男性≥85cm 女性≥90cm

●上述基础上，满足以下任意2个项目以上

① 高甘油三酯血症≥150mg/dl或低HDL胆固醇血症（低高密度脂蛋白胆固醇血症）<40mg/dl（男女通用）

② 收缩压≥130mmHg或舒张压≥85mmHg

③ 空腹时血糖≥110mg/dl（6.1mmol/L）

第二章

肥胖是大敌！肥胖的预防和消除

健康程度自测表

测一测你的"肥胖危险度"

请在以下10个描述中，选出符合你情况的项目，在前面的方框中打"√"，并统计出"√"的数量。

- □ 肚子上的脂肪很多。
- □ 经常不吃早饭。
- □ 经常晚上入睡前进食。
- □ 吃饭速度快。
- □ 喜好口味较重的料理。
- □ 与鱼相比，更喜欢且经常吃肉。
- □ 喜好且经常饮酒。
- □ 长期从事案头工作。
- □ 很少爬楼梯，总是乘坐电梯。
- □ 不经常运动。

评定：

● **"√"数量在8个以上**

肥胖、糖尿病临界状态、糖尿病高危人群。也许不久便会出现身体健康危机。应尽早改善生活习惯。

● **"√"数量为4~7个**

虽说肥胖症状并不明显，但是继续下去，也有发展为肥胖的可能性。应尽可能改善不良的生活习惯，做好肥胖及糖尿病的预防工作。

● **"√"数量在3个以下**

虽说体重在适当范围内，但切不可疏忽大意。应多加注意饮食和养成良好的运动习惯。

"小肚子出来了"
正是高血糖的危险信号

◎多余的热量会转化为脂肪储存在体内

在导致高血糖及糖尿病发病的多种因素中，肥胖是最应该给予高度重视的危险因素之一。

p.16中已进行过说明，食物中的碳水化合物会在肠道内被分解为葡萄糖，然后进入血液中，最终被细胞吸收并转化为人体活动所需的热量。但是，葡萄糖并不会被100%完全消耗，剩余的会转化为脂肪储存在脂肪细胞内，以备人体饥饿时或是出现突发状况时之需。这是经常面临食不果腹困境的人类经过漫长的时间进化而来的生存优势。

但如今，很多人已没有了挨饿的担忧，而且每天都可以吃到各种营养丰富的食物。此外，交通工具日益发达，使得生活也更加便捷，可以活动身体的机会也越来越少。如果长期吃得多又不运动，脂肪细胞便会一直累积，并以脂肪的形式存储在皮下组织及内脏之中，这就是肥胖的成因。

◎胰岛素作用减弱，血糖不断上升

肥胖易导致血糖上升，主要原因有二：

其一，存储脂肪的脂肪细胞会分泌大量抑制胰岛素及妨碍其正常运作的物质。积蓄的脂肪越多，这种物质分泌得也就越多，胰岛素分泌及运作受阻的程度也就越严重。如此，作为体内唯一可以降血糖的激素，胰岛素无法发挥出应有的功效，导致血糖难以下降，就会发生高血糖状态。

其二，一旦脂肪细胞内已积满脂肪，便无法继续储存。无法被细胞吸收的葡萄糖只能继续留在血液中，导致血糖不断升高。为了使血糖恢复至正常状态，胰腺便会分泌大量胰岛素。

但是，此时的细胞已是满负荷状态，根本无法继续吸收葡萄糖，所以血糖也降不下去，血糖居高不下，势必需要分泌更多的胰岛素。如此一来，胰腺一直处于运作状态，时间一长便会疲劳，以至于无法正常分泌胰岛素，从而陷入血糖不断上升的恶性循环。

以上正是糖尿病患者及潜在患者中肥胖人群居多的原因。

■肥胖人群占比情况（BMI为25以上人群所占比例）

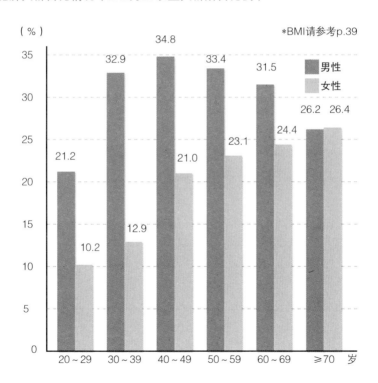

（数据来源于日本厚生劳动省2012年国民健康、营养调查）

了解理想体重指数，消除肥胖

◎ 成年肥胖人数增多已成为世界性问题

随着越来越多的国家进入饱食时代，近年来，肥胖已成为世界性的问题。例如，美国的成年肥胖人口比例已经达到了36%（2012年），也就是说，每3个人中就有1人为肥胖患者，情况如此之严峻，以致于消除肥胖已被纳入国家计划之中。此外，人口众多、经济快速发展的中国也面临着同样问题，每5个中国人中就有2人为肥胖患者。

据世界卫生组织调查，大约10%的中国成年人患有糖尿病，而且近一半的成年人是糖尿病潜在患者，其血糖浓度高于正常水平。1980年，中国患有糖尿病的成年人比例不足1%。但在过去30年里，中国经济迅速增长和城市化进程带来了财富和新的生活方式，人们越来越喜爱高脂肪食物和含糖饮料，这些都会导致肥胖及多种健康问题。

对于肥胖可引发糖尿病这一事实，以及肥胖引发糖尿病及糖尿病临界状态的发病机理，在之前的篇章中已做过说明。不仅是糖尿病，肥胖几乎是所有生活习惯病的温床，这一观点已成为现代医学常识。民间自古以来就有"腰带增一孔，寿命短一年"的说法，而在医学十分发达的现代，甚至有医生指出，腰带增加一孔，可能使寿命缩减五年。

◎ 通过BMI准确掌握肥胖程度以及理想体重

要想预防肥胖、消除肥胖，最关键的是要了解自身体重处在哪个范围内。目前，全世界普遍采用BMI指数（Body Mass Index）作为判断是否肥胖的标准。计算方法已列在下页，各位可按照公式自行计算出自己的肥胖程度以及理想体重，制订消除肥胖的目标。

此外，"腰围（经脐点的腰部水平围长，也叫腹围）"也是一项重要指标，此指标也是衡量代谢综合征的指标。如果男性腰围超过85cm，女性腰围超过90cm，即可诊断为"内脏脂肪型肥胖"。据统计结果显示，"内脏脂肪型肥胖"人群患上生活习惯病的概率相当高。

　　腹部突出的上半身肥胖型患者，还应将缩减腰围数值作为目标之一。（参考p.34、p.44）

（注：本章节部分内容根据中国国情对原书进行了改写）

■ 肥胖的判定标准

● 你的BMI(Body Mass Index)是多少？

> BMI=体重（kg）÷［身高（m）］^{2}
> 例如，身高170cm，体重76kg的人
> BMI=76÷（1.7）^{2}=26.3

［判断标准］

≥25.0	➡	肥胖
18.5～24.9	➡	正常
<18.5	➡	偏瘦

● 你的理想体重是多少？

> 理想体重=［身高（m）］^{2}×22
> 例如，身高170cm的人
> 理想体重=（1.7）^{2}×22=63.6（kg）

*如能维持理想体重，最不易患上生活习惯病。

● 你的腰围（也叫腹围）是多少？

> 站立状态时轻呼气，于肚脐处绕腰部一周测量腰围。

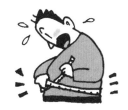

[标准]

男性85cm以上
女性90cm以上　➡　患上生活习惯病的风险较高

减肥没有捷径！遵守"饮食五原则"

◎要想预防、消除肥胖，改善饮食是关键

究竟如何才能做到预防肥胖、消除肥胖呢？现今，健康信息泛滥，各种减肥方法充斥着我们的周围，但是必须牢记一点，那就是根本不存在什么"只需要做到这点就能瘦下来"的减肥法。

能在短期内使体重骤减的减肥法，一定会对身体造成损害。要想健康有效地消除肥胖，只能依靠健康均衡的饮食和良好的运动习惯。除此之外，别无他法。

其中最为关键的要数饮食。要想通过运动消耗1个奶油夹心蛋糕的热量（约350kcal），需要走路1小时30分钟。因此，既有效又健康地消除肥胖的方式就是改善饮食。请严守以下"饮食五原则"。

◎击退肥胖的"饮食五原则"

① 不过食、吃饭八分饱

过食是导致肥胖的首要原因。因此，平时喜欢吃得饱饱的人一定要多加注意了。不妨从现在开始，尝试每餐只吃八分饱。

② 吃饭速度慢下来，细嚼慢咽

如果吃饭速度过快，在大脑食欲中枢发出"已经吃了很多了，停止进食"指令前，早已摄入大量食物，从而极易导致过食。因此，进食速度不宜过快，应做到细嚼慢咽，这样可有效预防过食。

③ 一日三餐做到饮食规律、营养均衡

有些人为了减少进食量，选择不吃早饭和晚饭，其实这种方法只会起到反作用。身体处于饥饿状态时，会在下一餐时摄入大量食物，这样容易导致"暴饮暴食"；此外，为了防止体内营养流失，还会将热量存储起来，如此反而更容易发胖。

④ 远离零食、夜宵

要想减肥，必须远离零食和夜宵。有需要时，最好以喝茶代替。（如果实在做不到的话，请参考p.70）

⑤ 饮食清淡

食用重口味的料理时，摄入的米饭量以及盐分也会增加。因此，建议养成清淡的饮食习惯，这样也可品尝到食材原本的美味。

■ 健康消除肥胖的"饮食五原则"

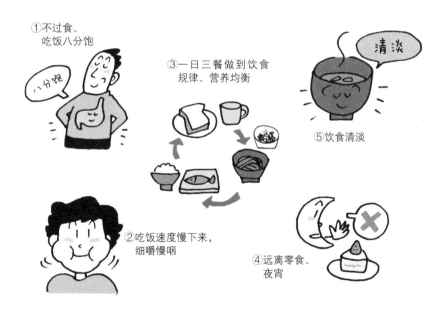

①不过食、吃饭八分饱

八分饱

③一日三餐做到饮食规律、营养均衡

清淡

⑤饮食清淡

②吃饭速度慢下来，细嚼慢咽

④远离零食、夜宵

养成健康规律的饮食习惯，有助于消除肥胖，还可使人长寿。

快速减肥易反弹、风险大

◎快速减肥导致体力下降

在上一章节已有提及，当今各种减肥法泛滥。其中不乏各种吹嘘"仅需×个月，减重××千克""只消如此，效果显著"等看似十分简单就能成功的减肥法。

但是，这其中的绝大多数方法即使一时有效果，也很难持久。诚然，减肥最有效的方法就是控制食物的摄入量。如果将食物摄入量控制在过低水平，短期内体重定会下降。但是，体重和脂肪降下来的同时，肌肉量和骨密度也会下降，从而会使体力明显下降。严重者还可导致自主神经紊乱及激素分泌失调等后果，对身心健康造成极大影响。

◎快速减肥容易演变为极易反弹、难以瘦下来的体质

更严重的后果是，过了一段时间后，一旦超过了自身的忍耐程度，食量极有可能会爆发，之前千辛万苦忍住不吃的量，身体会一下子补回来，从而演变为暴饮暴食，也就是所谓的开始反弹，一旦反弹开始，很快便会恢复到原来的体重。如果能止步于最初体重还算万幸，大部分的人都会超出最初体重，而且在反弹的过程中，会演变为难以瘦下来的体质。

"××果汁减肥法""惊人的××减肥法"等通过只食用某种特定食物从而减少摄入量的"单品减肥法"正是如此。大家千万不要被其迷惑，而应在日常生活中坚持做到上一节介绍的"饮食五原则"及第五章中讲述的健康运动，通过"健康减肥"的方式消除肥胖。

◎减重目标以1个月1~2kg为宜

由于每个人当前的体重以及体质有所差异，所以减重的具体标准无法一概而论，不过总体来说，每月以减重1~2kg为宜。

乍一听，很多人都会产生疑问："就这么点儿吗"？其实，只要坚持下去，半年就能减重6~12kg，而且由于是一点一点减下来的，所以反弹的风险也小了许多。想一口气减肥成功、快速将体重降下来的人，极有可能是被错误的减肥信息所误导了。

■ 减肥是一场持久战

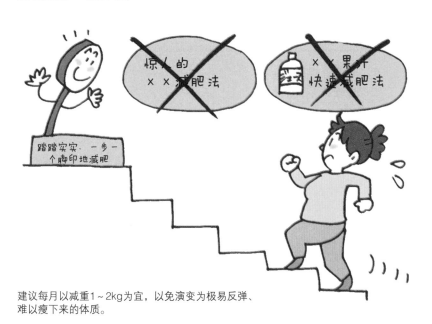

建议每月以减重1~2kg为宜，以免演变为极易反弹、难以瘦下来的体质。

25%的男性患有代谢综合征！肥胖人群更应多加注意

肥胖分为"上半身肥胖型"和"下半身肥胖型"两种。下半身肥胖型指的是脂肪聚积在臀部至大腿部位；上半身肥胖型指的是脂肪聚积在腹部。

虽说两者均属肥胖，但是却有着本质的不同。下半身肥胖型聚积的是皮下脂肪，而上半身肥胖型聚积的是内脏脂肪。与糖尿病等生活习惯病直接相关的是内脏脂肪性肥胖，即上半身肥胖。

如果本身为上半身肥胖型（内脏脂肪性肥胖），还患有血脂异常、高血压、高血糖中的任意2种及以上病症，便可认定为代谢综合征。（参考p.34）

根据日本厚生劳动省公布的2010年国民健康、营养调查结果显示，与女性相比，患有代谢综合征的男性患者明显居多；20岁以上男性群体，每4人中就有1人（女性为每8人中有1人）患有代谢综合征。

此外，根据日本动脉硬化学会和日本糖尿病学会等8家学会联合进行调查（2005年）的结果显示，男性腰围超出85cm、女性腰围超出90cm的人群须格外注意心肌梗死的风险，代谢综合征确实是一种需要引起重视的疾病。

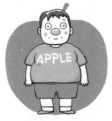

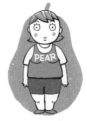

上半身肥胖型=苹果形肥胖　　　下半身肥胖型=梨形肥胖
（代谢综合征）

第三章

控制血糖的饮食要点

健康程度自测表

测一测你的"饮食健康程度"

请在以下10个描述中，选出符合你情况的项目，在前面的方框中打"√"，并统计出"√"的数量。

☐ 经常吃到撑。

☐ 经常饮食不规律，不吃早饭，或者常吃夜宵等。

☐ 不喜欢也不经常食用蔬菜。

☐ 与吃鱼相比，更喜欢吃肉。

☐ 喜欢油腻、重口味的料理。

☐ 与素菜相比，更喜欢荤菜。

☐ 经常吃外卖和便利店快餐。

☐ 喜欢蛋黄酱和各种调味料。

☐ 经常食用方便面等速食食品。

☐ 非常喜欢甜食，饭后一定要吃甜点。

评定：

● **"√"数量在8个以上**

迈向高血糖及糖尿病的饮食习惯。长期下去十分危险，应尽快作出调整改善。

● **"√"数量为4～7个**

暗藏危险的饮食习惯。不知何时危险便会悄然降临，应在高血糖及糖尿病发病之前，一点点地加以改善。

● **"√"数量在3个以下**

饮食习惯还算健康，不过即使只有1个"√"，也不能掉以轻心，应尽早改善。

健康的饮食是控制血糖的基础

◎ 要想击退高血糖及糖尿病，需要进行饮食疗法

　　本书中已经多次叙述过，导致血糖上升，引发高血糖及糖尿病发病的最主要原因就在于饮食。那么究竟哪种饮食要不得，又应该如何进行改善呢？让我们一起来了解一下饮食的基本注意事项。

　　提到饮食中常出现的问题，不得不提的就是过食。过食也就意味着热量摄入过多，会导致体内的脂肪不断增多并逐渐聚积，进而引发肥胖。肥胖可能带来的后果就是，葡萄糖滞留在血液中，导致高血糖及糖尿病发病。

　　被诊断为糖尿病后，应到医疗机构接受饮食指导，医生会详细告诉患者如何通过饮食疗法改善糖尿病。如此，患者便可充分了解每天应摄入的热量总量、理想的食物摄入量、如何将摄入的食物换算成相应的热量等相关事宜。

　　大多数患者都会通过饮食疗法来预防、改善糖尿病以及控制血糖。但是也有很多人觉得"计算热量好麻烦啊"，从而放弃了饮食疗法。更何况是那些仅是在定期体检中被告知血糖稍稍偏高，但还没有患上糖尿病的人群，他们更不会主动进行这种超级麻烦的热量换算。

　　难道就没有更加简单有效的方法了吗？

◎ 所有人都能做到的方法："以清淡为主，每餐八分饱"

　　在此，隆重推荐"八分饱"进食法。虽说大家都知道应将每天的热量控制在1600kcal以内，但是很少有人能将三餐准确地换算成相应的热量。但是，几乎所有人都可以通过自身感觉做到"八分饱"。此外，料理最好以清淡口味为主。口味清淡的料理所含热量自然也要少许多。

　　"以清淡料理为主，每餐八分饱"。虽说听起来并不像是什么专业性的

建议，但是比较容易做到，而且对于处于糖尿病临界状态的人群来说，当下最首要的目标就是避免演变为糖尿病，而这种方法可以有效地改善高血糖和肥胖症，进而起到预防糖尿病发病的作用。

■ 觉得换算热量十分麻烦的人，建议采用以下方法

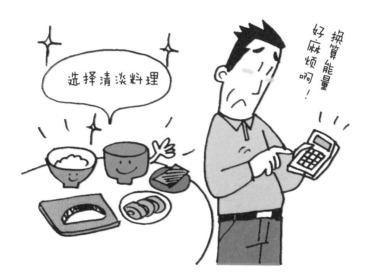

为了控制每日的热量摄入，每次进食之前还要计算，真的好麻烦啊！其实，只要坚持做到"以清淡料理为中心，每餐八分饱"就容易多啦！

不吃早饭是诱发肥胖和糖尿病的一大原因

◎超过八成的上班族不吃早饭

最近，包括上班族在内，不吃早饭的人越来越多。据2015年《中国白领用餐习惯调查（上海）》表明，上海超过84%的白领经常顾不上吃早餐，约六成以上的白领表示没有规律进食的习惯。在《早餐的营养状况调查》中有数据显示，接近95%的调查者认为吃早餐很重要，但仍有42.7%的调查者不能坚持每天吃早餐。在吃早餐花费时间的调查中，大部分调查者的早餐进食速度普遍较快。九成以上的调查者（93.75%）吃早餐所花的时间在20分钟以内，其中，吃早餐花费5~10分钟的人群比例居多，超过了五成。

以上数据的背后，反映的是现代人疲于工作的生活状态。"昨天加班到很晚→睡得晚→早上想尽可能多睡一会儿→没有吃早饭的时间、没有食欲"……这就是上班族普遍的真实状态。一旦如此，便会陷入以下恶性循环之中："不吃早饭→肚子很饿，所以午饭多吃一些→晚饭吃得晚→第二天早上不怎么饿，所以不吃早饭"……

◎即使只是1杯牛奶、1根香蕉也可以，总之要养成吃早饭的习惯

如果不吃早饭不会对身体健康造成任何影响也就算了，但是少吃一餐饭，会导致营养失衡，此外，由于进食次数减少，身体处于饥饿状态，便会产生一种要在下次进食时尽可能多地补充热量的欲望，而且，身体还会将热量储存起来。如此一来，午饭时便容易摄入大量油脂多的食物，并转化为脂肪储存在体内。一旦养成习惯，毫无疑问会导致肥胖，进而成为高血糖及糖尿病发病的导火索。

现在有相当一部分人是为了减肥不吃早饭的，其实这是一个错误的认知，因为不吃早饭不仅不能减肥，还会带来相反的效果。

所以，从明天开始好好吃早饭吧！不过，习惯并非轻易就能改变的。所以，可以从1杯牛奶、1根香蕉、饼干配红茶等简单的早餐开始，慢慢培养吃早餐的习惯。

（注：本章节部分内容根据中国国情对原书进行了改写）

■ 早餐改善法

●不吃早饭的人

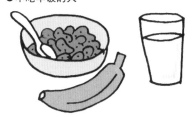

可以先从1杯牛奶、1根香蕉等比较简单的早餐开始，慢慢过渡到谷物类食品、饼干配红茶等稍微复杂一些的早餐，逐渐养成吃早餐的习惯。

●吃早饭的人

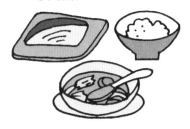

早餐应做到营养均衡，最好有米饭、面包等（含碳水化合物）；鸡蛋、鱼、肉、纳豆、豆腐等（含蛋白质）；蔬菜、水果等（含维生素、矿物质）。

●早上没有时间的人

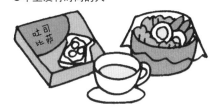

可在前一晚准备好第二天早上要吃的食物，应常备一些可快速料理好的食物，比如冷冻食品等。

所谓的营养均衡，指的就是多吃蔬菜

◎每日应食用350g蔬菜，现代人的蔬菜摄入量远远不够

最近，"健康"这个词被经常提及，后面常跟着"均衡饮食"。也许很多人已经听得耳朵都出茧子了，但这绝不是随便说说那么简单。

例如，我们一起来看一下某人一天的食谱：

● 早餐——番茄、火腿煎蛋、牛奶

● 午餐——炒意大利面

● 晚餐——猪排盖饭

这个食谱没有什么特别之处，而且，有面、有饭，看起来搭配也很均衡。不过遗憾的是，它与营养均衡相差甚远。那么，究竟是哪里不行呢？没错，蔬菜太少。

研究表明，蔬菜中的营养素不仅可以预防糖尿病等多种生活习惯病，还有维持并提高人体机能、延缓衰老、缓解焦躁情绪的作用。医学研究表明，每日摄入350g蔬菜最为理想。

但是，我们估算一下上面的食谱中所含蔬菜的量，早餐为50g，按照一般外卖中的蔬菜量来估算，午餐为25g，晚餐20g，合计只有95g，还不到需要量的1/3。

◎沙拉、各种蔬菜料理、水煮菜类……总之，应做到每餐皆有蔬菜

早餐可食用番茄、水煮胡萝卜、水煮西蓝花、土豆沙拉、蔬菜汤等蔬菜料理，午餐可多吃绿色蔬菜沙拉（少放调味料），晚餐可增加一份蔬菜。总之，应做到每餐都有蔬菜。

只要摄入足够的蔬菜，自然而然能够控制住主食和肉类的摄入量。

大多数现代人都可通过每日的饮食摄入充足的主食（碳水化合物）、蛋

白质和脂肪。也就是说，多数食谱都存在着热量过剩的问题。因此，想要做到"营养均衡的饮食"，其实无须考虑过多，只需考虑是否有蔬菜的摄入以及如何增加其摄入量即可。

■ 蔬菜摄入量以每日350g为佳

● 100g蔬菜约有多少

胡萝卜	2/3根	黄瓜	1根	豆芽	1/2袋
大葱	1根	茄子	2个	地瓜	1/2个
土豆	1个	南瓜	1/8个	芋头	2个
卷心菜	2大片	萝卜	1/8个	山药	长5cm的段
洋葱	1/2个	菠菜	1/3~1/2把	西蓝花	1/2棵
番茄	1/2个	牛蒡	2/3根	小白菜	1棵
青椒	2个	白菜	1大片	芜菁	1个

● 外卖中的蔬菜量（估算量）

咖喱饭	70g	天妇罗套餐	110g	汤面	150g
炒饭	25g	猪排盖饭	20g	叉烧面	10g
猪排套餐	70g	亲子盖浇饭	30g	什锦拉面	50g
烤肉套餐	100g	中华大碗盖饭	50g	意大利面	30g
烤鱼套餐	50g	油豆皮盖浇饭	10g		

可引发糖尿病的"糟糕的食谱"

◎切记不要摄入过多动物性脂肪

要说最易导致高血糖及糖尿病发病的"糟糕的食谱"，毫无疑问要数油脂含量大的食谱。随着生活水平的提高，脂肪的摄入量也大大增加。以前的食谱以鱼类及清汤为主，如今肉类料理和奶油汤等料理已经常出现在餐桌上。因而，我们的脂肪摄入量也一直持续增加。

脂肪之中，危害最大的要数动物性脂肪，如肉类中的脂肪，可导致肥胖，进而成为高血糖及糖尿病发病的导火索。此外，还可导致血液中的坏胆固醇（LDL）升高，加速动脉硬化，并和高血糖一起对血管造成损害，使得患心脏病和脑梗死的风险大大增加。

◎减少高脂肪食物的摄入次数，且和蔬菜一同食用

下页中列举了几种"糟糕的食谱"，不难发现，每个食谱中都以肉、鸡蛋、鲜奶油、黄油、蛋黄酱等动物性脂肪为主，含有大量油脂。但是，并不是说这些食谱本身不好，关键是要减少食用的次数，此外，食用时应搭配大量的蔬菜。

■ 糟糕的食谱

早餐	糟糕的选择1	什么都不吃	
	糟糕的选择2	火腿煎蛋浇上蛋黄酱	
	糟糕的选择3	脂肪和盐分含量大的速食汤类	

午餐	糟糕的选择1	肥肉较多的烤肉套餐	
	糟糕的选择2	汉堡包、汉堡包套餐	
	糟糕的选择3	猪排盖饭、猪排咖喱等以油炸为主的菜品	

加餐	糟糕的选择1	涂满奶油的蛋糕	
	糟糕的选择2	盐分较多的零食	
	糟糕的选择3	含有大量砂糖的甜品	

晚餐	糟糕的选择1	以脂肪含量大的食物为下酒菜，大量饮酒后吃拉面	
	糟糕的选择2	摄入大量肉类料理和油炸食物	
	糟糕的选择3	含有大量鲜奶油和黄油的奶汁烤菜及芝士焗饭，搭配大量水果	

*此排名并不针对任何特定的食物及食谱，只是希望大家不要长期食用油炸及脂肪（尤其是动物性脂肪）含量高的食物，而且食用时一定要与蔬菜一起搭配进食。血糖偏高的人群，更要对油脂的摄入量提高敏感度。

油脂少的理想食谱

◎ 首先要减少油脂的摄入，多吃鱼少吃肉

如果存在一种"完美食物"就好了，人们只要吃了它，就可以一直健康地生活下去。不过可惜的是，那种魔法一般的食物并不存在。也就是说，我们必须均衡摄入各种食物，不挑食、不偏食，有意识地扩大食材范围才是健康的秘诀。

其中最为重要的是，避免摄入过多动物性脂肪。对于无肉不欢的人，建议可以慢慢将鱼纳入食谱之中。如此，既不用担心脂肪的过量摄入，而且还能享受到如吃肉一般的满足感。

◎ 同时摄入蔬菜、海藻、菌类等健康食材

与此同时，还需大量摄入蔬菜、海藻、菌类等富含维生素、矿物质和膳食纤维的低热量食材。在吃肉的时候，只要摄入比肉量多3倍的蔬菜，便可降低肉的摄入量，自然而然达到防止脂肪摄入过量的效果。

因此，理想食谱应如下页所示一般。虽说是理想食谱，但并不意味着每餐都要完全照着下页食谱进食，它只是一个例子，想传达给大家的意思就是：餐桌上的食物、食材的种类一定要丰富多样。此外，切记平时应多食用蔬菜、海藻、豆腐及纳豆等大豆制品，以及菌类等食材。

■ 理想食谱

早餐	理想的选择1	米饭、蔬菜丰富的汤、烤鱼、纳豆、烧海苔、胡萝卜、土豆、水果
	理想的选择2	吐司、蛋包饭、火腿、沙拉、鲜榨果汁、牛奶或酸奶
	理想的选择3	燕麦、火腿沙拉、牛奶或酸奶、水果

午餐	理想的选择1	烤鱼套餐搭配芝麻拌菠菜
	理想的选择2	刺身套餐搭配蔬菜汤
	理想的选择3	放有足量蔬菜的中华冷面

晚餐	理想的选择1	火锅（放有大量蔬菜、菌类、鱼贝类、豆腐等）
	理想的选择2	刺身或水煮鱼搭配水煮蔬菜和沙拉
	理想的选择3	肉炒蔬菜（少放油）、海带、萝卜干

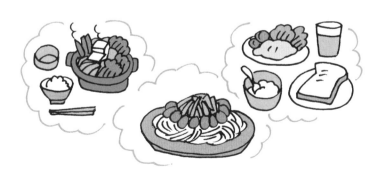

选择大腿肉，而非里脊肉；
选择鸡胸肉，而非鸡翅

◎每天都要吃肉的人，应选择脂肪较少的瘦肉部位

我们在前面章节讲过，由于肉类中含有动物性脂肪，所以必须注意食用方法。下一节提到的"每月最多食用2次猪排盖饭"就是一个例子。

虽说如此，但并不是说不能每天都吃肉。其实，肉类是最佳的蛋白质来源，按理来说，应该每天都吃才对。问题在于摄入的量及种类。

这里所说的"量"，指的并不是实际克数，而是热量。肉的热量取决于其所含的脂肪量。也就是说，脂肪含量越少的肉，产生的热量也就越少。

换句话说，在可摄入热量相等的前提下，如果是脂肪含量少的肉，便可以多食用一些。

◎部位不同，热量相差巨大

肉的部位不同，所含热量也会有很大的差异。比如说牛肉，如下页所示，牛肩里脊肉的热量是牛腿肉的1.5倍以上。也就是说，在可摄入热量相等的前提下，可以食用牛腿肉的肉量是肩里脊肉的1.5倍。与上脑相比，差距就更大了。

猪肉的肩里脊肉与大腿肉的差距、鸡肉的带皮鸡翅与鸡胸肉的差距也是如此。

■ 不同部位的肉热量差异表（每100g可食用部位）

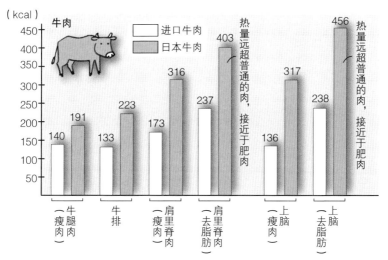

（kcal）

牛肉

□ 进口牛肉
■ 日本牛肉

热量远超普通的肉，接近于肥肉

牛腿肉（瘦肉）	牛排	肩里脊肉（瘦肉）	肩里脊肉（去脂肪）	上脑（瘦肉）	上脑（去脂肪）
140 / 191	133 / 223	173 / 316	237 / 403	136 / 317	238 / 456

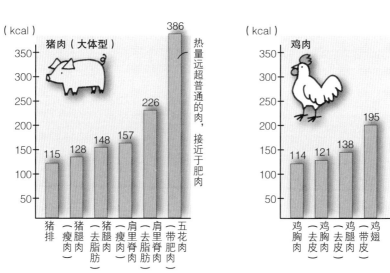

（kcal）

猪肉（大体型）

热量远超普通的肉，接近于肥肉

猪排	猪腿肉（瘦肉）	猪腿（去脂肪）	肩里脊肉（瘦肉）	肩里脊肉（去脂肪）	五花肉（带肥肉）
115	128	148	157	226	386

（kcal）

鸡肉

鸡胸肉（去皮）	鸡胸（去皮）	鸡腿肉（去皮）	鸡翅（带皮）
114	121	138	195

（以上数据来自日本文部科学省《日本食品标准成分表》第五次修订版）

实在想吃猪排盖饭的时候怎么办？

◎肉类既有营养又美味，没有必要强忍着不吃

虽说最近体重有所增加、小肚子也出来了，或是体检时查出了血糖偏高，但是要改变这些常年养成的饮食习惯并非易事。有相当一部分人无论如何都无法改变以肉食为主的习惯。确实，吃肉时的满足感、幸福感是其他食物无法比拟的。所以不难理解，为什么很多人在选择午餐时，比起鱼类套餐和荞麦面，还是更想吃"猪排套餐"。

但并不是说，肉类就没有一点好处。其实，牛肉、猪肉、鸡肉、羊肉等肉类是很好的蛋白质来源，而且还富含脂肪、维生素、矿物质等营养素。此外，与植物性食物相比，肉类所含的人体必需氨基酸更加均衡，氨基酸评分（评价食物中的蛋白质营养价值的数值，越接近100越好）为100分。顺便提一下，虽说鱼类同样也是100分，但贝类及甲壳类食物分别为81分和71分，虾为74分，分数均不算高。此外，素有"田里的肉"之称的大豆为86分，精白米为65分，小麦粉仅为44分。由此可以看出，肉类确实是一种营养价值很高，人体又很好吸收的食物，而且还十分美味。

如此优质的食物被全盘否定，未免有些可惜。所以，如果午餐想吃猪排盖饭，那就放心地吃吧！如果硬要忍着不吃，可能会导致压力增大，并给身心带来不良影响。

◎午餐吃了猪排盖饭，晚餐就吃鱼肉套餐吧，可通过前后的食谱调节饮食平衡

问题在于食肉不能过量。尤其是血糖偏高的人群，一定要做到自控。即便再喜欢吃猪排盖饭，每月也要控制在2次以内，而且，如果午餐吃的是猪排盖饭，当天晚餐则应避开肉类料理，最好选择鱼类及蔬菜为主的料理。

如此一来，一天的饮食总体上就比较均衡了。

　　如上所述，无须纠结于单次进食的内容，可通过前后的食谱或是2~3天的饮食内容总体把控。控制饮食应做到严中有"宽"，控制在可操作的范围内执行。

■ 改善饮食应做到严宽结合

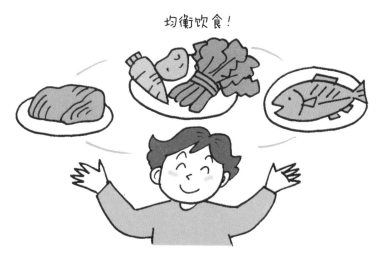

均衡饮食！

如果午餐吃的是猪排盖饭，晚餐最好避开肉类，选择清淡的料理。最好做到能总体把控1天乃至2~3天的饮食内容。

掌握各种鱼的食用季节，享受健康美味

◎鱼类脂肪中含有的DHA、EPA可预防糖尿病等生活习惯病

脂肪是导致肥胖、糖尿病及血脂异常的大敌，为了减少脂肪，首先就必须控制含大量动物性脂肪的肉类的摄入量。但是正如之前章节所述那样，没有必要完全不碰肉类料理，做到尽量控制即可，建议用鱼类代替肉类。

虽说鱼贝类中也含有大量脂肪，但是含量要远低于肉类。研究表明，鱼类脂肪中富含的脂肪酸——二十二碳六烯酸（DHA）及二十碳五烯酸（EPA）不仅可以预防脑功能减退及老年痴呆，还有预防癌症、心脏病、脑梗死等多种生活习惯病的作用。

从与糖尿病并发症密切相关的血液状况及血管的影响方面来说，鱼类中的DHA、EPA有以下五个功效：

① 防止血栓形成

一旦血管内壁出现损伤，为了修复伤口，血小板会大量聚集并凝固于此处，如果血小板凝块过大，便会堵塞血管。而DHA、EPA有抑制血小板凝固的功效，能防止血栓的形成，起到预防脑梗死及心肌梗死的作用。

② 减少甘油三酯

血液中甘油三酯异常增多的状态，即为高甘油三酯血症，这也是动脉硬化的一个高危诱因。而鱼类脂肪中含有可降低血液中甘油三酯的成分。

③ 提高红细胞膜柔软性

红细胞可随意变换细胞膜的形态，从而通过细小的毛细血管。但如果细胞膜不够柔软，红细胞便无法顺畅通行，因而导致血液循环不畅。而鱼类脂肪中含有可提高其柔软性的物质，促进血液运行通畅。

④ 对中枢神经系统的作用

DHA有提高记忆力和学习能力、镇静宁神等作用；EPA有改善注意力等作用。

⑤ 抗过敏作用及抗炎作用

DHA有抗过敏、抗炎的作用；EPA有防感染、促进伤口愈合的作用。

◎享受各种当季鱼类料理的美味

健康功效如此之高的鱼类，是绝无不吃的道理的。了解掌握食用各种鱼类的最佳时节，尽情享受鱼肉的美味。

■ 各种鱼贝类的食用季节

春	方头鱼、鲣鱼、加吉鱼、竹荚鱼、黑鱼、飞鱼、长枪乌贼
夏	鲈鱼、少鳞鱚、小竹笑鱼、带鱼、黑鱼、海鳗、石鲈鱼、金乌贼、菲律宾蛤仔、蛛螺
秋	鲑鱼、秋刀鱼、高体鰤、比目鱼、幼鰤鱼、蓝背鲱鱼、梭子鱼、叉牙鱼、牙鲆鱼
冬	五条鰤、老头鱼、沙丁鱼、蓝点马鲛、大眼鲷、真蛸、牡蛎、虾夷盘扇贝、海胆、鲍鱼、松叶蟹

金枪鱼肥肉的热量是瘦肉的2.4倍

◎并非所有鱼类的热量都低于肉类

认为"鱼的热量低于肉"的人不在少数吧。大家又是怎么认为的呢?

本书p.57中有过介绍,日本牛上脑(瘦肉)的热量为317kcal/100g,这已是相当高的数值了,但是,金枪鱼肥肉所含的热量可达到344kcal/100g。由此可以看出,如果一味认为鱼的热量要低于肉,那就大错特错了。

之前的章节已经讲过,肉的种类以及部位不同,其所含的热量也有很大的差异,其实鱼也是一样的。

◎须充分了解不同种类的鱼所含的热量

通过上节的讲解,我们已对鱼肉中所含的DHA及EPA有了基本了解。其实大部分的鱼类中都含有上述成分,但是在老头鱼的肝脏、金枪鱼的肥肉、青花鱼、五条鰤、远东拟沙丁鱼、秋刀鱼、鳗鱼等鱼类中的含量尤其丰富。

如下页图表所示,很多鱼类属于高热量食材。虽说鱼肉中含有对身体有益的成分,但也不能过多食用,否则仍会导致热量摄入过多。与肉类一样,须充分掌握不同种类的鱼所含的热量。

■ 一些高热量、低热量的鱼类（每100g可食用部位）

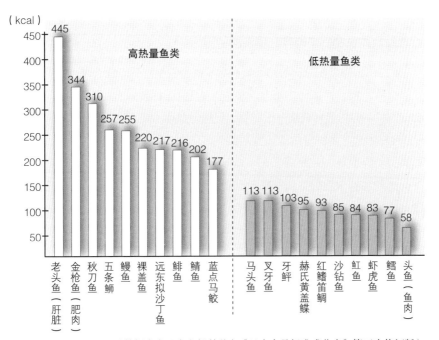

高热量鱼类 低热量鱼类

数值(kcal)	鱼类
445	老头鱼（肝脏）
344	金枪鱼（肥肉）
310	秋刀鱼
257	五条鰤
255	鳗鱼
220	裸盖鱼
217	远东拟沙丁鱼
216	鲱鱼
202	鲭鱼
177	蓝点马鲛
113	马头鱼
113	叉牙鱼
103	牙鲆
95	赫氏黄盖鲽
93	红鳍笛鲷
85	沙钻鱼
84	虹鱼
83	虾虎鱼
77	鳕鱼
58	头鱼（鱼肉）

（数据来自日本文部科学省《日本食品标准成分表》第五次修订版）

■ 通过鱼类的切分方式控制摄入分量

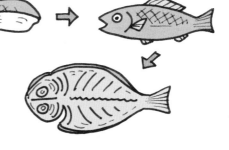

与切好的鱼肉相比，带头带尾的整条鱼要显得更大，与带头带尾的整条鱼相比，将其剖开（背部相连）后会显得更大。也就是说，即使食用的量完全相同，但不同的切分方式看起来却有很大的差距，也会影响进食之时的"实在感"。

多食用大豆及大豆制品

◎大豆及大豆制品是植物性蛋白质的宝库

蛋白质大体可以分为动物性蛋白质和植物性蛋白质。鱼、肉均属于动物性蛋白质食物，而植物性蛋白质多见于大豆及豆制品中。虽说谷物等其他植物性食品中也含有植物性蛋白质，但是含量远不及大豆及豆制品突出。

大豆中含有多种蛋白质（氨基酸），包括人体必需的9种氨基酸。其中最值得一提的是，大豆富含人体必需氨基酸之一的赖氨酸。赖氨酸不仅具有提高肝功能、促进生长发育、提高注意力等功效，还可促进葡萄糖的代谢，这对糖尿病患者及糖尿病高危人群来说，是一个非常重要的功效。

◎大豆及大豆制品效果多多

除了蛋白质，大豆及大豆制品还含有多种对糖尿病患者及糖尿病高危人群有益的成分。

例如，大豆异黄酮可有效改善骨质疏松，还可预防血脂异常及癌症；大豆卵磷脂有促进血液循环的功效；皂角苷有抑制活性氧的功效，可预防动脉硬化；豆油中富含的亚油酸有降低血液胆固醇、阻止动脉硬化的作用。

■ 以下都是豆制品

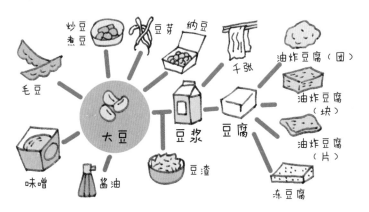

炒豆煮　豆芽　纳豆　千张　油炸豆腐（团）

毛豆　油炸豆腐（块）

大豆　油炸豆腐（片）

味噌　酱油　豆浆　豆腐　豆渣　冻豆腐

如上图所示，豆制品种类十分丰富，烹饪方法也是多种多样。因此，可烹制出好多天不重样的餐桌美味。

■ 具有防癌功效的食品

极其显著	大蒜、卷心菜、大豆、姜、甘草、芹菜、胡萝卜、欧洲防风
非常显著	洋葱、玄米、麦粒、姜黄、茶、亚麻籽、柑橘类（柠檬、橙子、葡萄柚）、十字花科（西蓝花、菜花、抱子甘蓝）、茄科（青椒、番茄、茄子）
显著	甜瓜、黄瓜、土豆、大麦、野燕麦、香草类（罗勒、龙蒿、薄荷、细香葱、迷迭香、百里香、鼠尾草、牛至、胡葱）、浆果类（草莓、蓝莓、蔓越莓）

此列表为美国国家癌症研究中心发布的具有显著防癌效果的食品列表。在列表中，大豆位居前列，足见大豆的功效。因此，希望大家可以多食用大豆。

寻找健康料理的餐馆

◎ 适当抵制肉的诱惑，饮食做到以鱼肉为主

如p.58所述，无论是从营养方面讲，还是从味觉方面讲，肉类都拥有着无法抵挡的诱惑力。而很多人难以抵挡住这种诱惑，乃至一不小心就摄入过量。

此外，p.60也介绍过，科学研究表明，鱼肉中含有大量可增进身体健康的成分，其中很多是肉类所不具备的。然而，不可否认的一个现状是，现在我们的饮食正逐渐远离鱼类，食用鱼类料理的机会也在慢慢减少。因此，不妨尝试着适当抵制肉的诱惑，多多食用鱼贝类料理。

体检时被告知血糖偏高的人群以及由于工作原因经常在外就餐的人群，可尝试与同事一起，寻找三家以鱼类料理为主的餐馆。也许，你的饮食生活会因此发生质的改变。

除非是离渔港和市场很近的地区，多数城市的情况都是西餐厅、快餐店、拉面店越来越多，而供应烤鱼等套餐的餐馆却不断减少。虽说鱼类料理对身体有益，但如果总去一家店的话，也是会腻的。

◎ 发掘可单点蔬菜和豆类等小菜的饭店

不过，如果能再发掘三家味美价廉的餐馆，再加上之前经常光顾的餐馆，这样一来，每周就可以有一半以上的日子吃稍健康的食物。固定下来，便可以大大减少吃西餐及快餐的机会。长期坚持下去，可有效改善肥胖及高血糖状况。

此外，如要更加有效地改善肥胖及高血糖状况，最好在平时的套餐之外再搭配些其他的小菜。因此，在发掘新饭馆的时候，最好选择可以单点蔬菜、豆类、豆腐等小菜的饭馆。越是经常在外就餐的人，一旦养成这种饮

食习惯，对改善血糖的效果越显著。

　　不过，虽说推荐多多食用套餐，但是有一点还须各位多加注意，那就是米饭和盐的摄入量不能过多，米饭最好为1碗或是1碗半，盐也要尽量少些。

　　如果能养成这种在外就餐的饮食习惯，那么即使偶尔和同事或是朋友大吃一顿烤肉，也不会过于担心，兴许还能起到放松心情的效果。

■ 经常在外就餐的人可以这么做

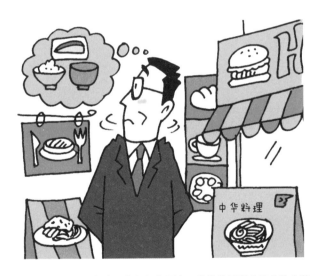

发掘味美价廉的餐馆，套餐之外再点一份蔬菜料理或是其他小菜。

啤酒、果汁和蔬菜汁也不能随便喝

◎运动后喝啤酒，会对身体造成很大负担

有相当一部分人认为，运动之后，能痛痛快快地喝上一大杯啤酒，乃是人生一大快事。特别是在和意气相投的朋友们打完网球、保龄球或是在当地体育馆内挥汗运动之后，大家一起热热闹闹地喝上一杯更加痛快。这种快感，用无比幸福来形容也不为过。

我并不想完全否定这种乐趣，但是，这种习惯并不值得提倡。因为运动一段时间后，人体会消耗大量热量，从而陷入一种饥饿状态。此时的身体强烈渴求摄入可以转化为热量的物质。那么，在这种身体状况下喝酒的话会产生什么后果呢？由于身体已经等待了很久，便会大量吸收酒精，还会想要吃下酒菜。结果就是，好不容易通过运动消耗的热量又回来了，还会对肝脏造成极大的负担。

◎过量饮用果汁和蔬菜汁，也可能导致糖分及盐分摄入过量

在人们越来越注重自身健康的当下，运动后"大口喝啤酒"的人数正在慢慢减少，取而代之的是，越来越多的人选择在运动后"大口喝果汁或蔬菜汁"。因为大部分的人的想法是：既然啤酒对健康不好，那么就喝对身体有益的果汁和蔬菜汁。

虽说出发点是好的，然而，医学上也并不推荐此法。

问题就在于果汁和蔬菜汁中所含的糖分。生产商为了让蔬菜汁更好喝，会往里面放糖，而水果本身就含有果糖。一旦这些糖分进入运动后正处于"饥饿状态"的身体，便会被身体全部吸收，加以利用并储存为脂肪，成为引发肥胖和高血糖的诱因。

此外，为了使其更加美味，市面上销售的果汁中多多少少都会加些盐

分。过多饮用，可导致盐分摄入过量，并成为引发高血压的诱因。此外，在加工的过程中，维生素C等营养素也会有所流失，所以也不能断言说果汁和蔬菜汁的营养价值仍然很高。

因此，建议大家尽量避免过量饮用果汁，饮用蔬菜汁前也应仔细查看其配料表。

■ 饮用果汁和蔬菜汁时应多加注意"糖分和盐分"

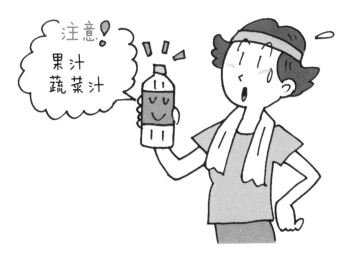

为了使其更加好喝，蔬菜汁中往往会加入大量糖分和盐分，饮用前应仔细查看配料表。

实在想吃"零食"的人，可通过一日的饮食进行调整

◎不妨养成"吃零食"的习惯

进食之后，血糖会马上上升。上升的程度与当次的进食量密切相关，进食量（热量）越大，升得越高。反之，只要将每次的摄入量控制在一定的范围内，饭后血糖的上升便不会过于激烈。

假设每日可摄入的热量为1600kcal。如果不吃早饭，只吃午餐、晚餐两餐的话，平均每餐800kcal。如果每日三餐正常，每餐即为530kcal多一点。如果吃了一次零食，那么分配给三餐的热量便会更少一些。如此进餐的结果，也会反映在饭后血糖值的上升方式上。

相信有很多人认为，患有糖尿病的人群及糖尿病高危人群不应该吃零食。但如果将零食当作加餐来看，就并非如此了。在不增加每天总热量摄入的前提下，吃零食反而更好。

◎丢掉"零食就是甜点"的想法

一般来说，提到零食，想到的就是各种甜点。但是，大部分的甜点都属于高热量食物。虽说可以吃，但是为了避免血糖上升过快，每次只能吃一点儿。

如果只吃一点，是很难得到满足的。得不到满足，心情便会更加焦躁。这么说来，是不是应该放弃吃零食呢？

◎推荐冻粉、魔芋、烤红薯等零食

可以放心食用的零食是存在的，当然不是甜点。说到健康零食，首推冻粉，这种以石花菜（海藻的一种）为原材料制成的健康食品，热量几乎为

零。尤其是凉拌冻粉，只要控制好黑糖等甜味调料的用量，无论吃多少都不会对身体造成负担。

除此之外，还推荐红薯和魔芋等食物。两者均含有大量膳食纤维，可促进肠道蠕动。此外，不添加糖分的酸奶也适合作为零食食用。

 各种各样的零食

低热量的零食
● 凉拌冻粉
● 魔芋果冻
　……

可作为主食食用的零食
● 咸饼干
● 甜饼干
● 咸仙贝
● 红薯
● 玉米
　……

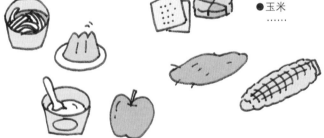

可在菜单中加的零食
● 酸奶（无糖）
● 牛奶
● 水果（80～100kcal）
　……

如果食用了"可作为主食食用的零食"，必须在三餐可摄入的总热量中减去相应的热量

71

速食食品应加些蔬菜

◎速食食品中含有大量油脂和盐分

一旦患上糖尿病，在食用速食食品及罐头食品之前，一定要仔细查看营养成分表中所列的碳水化合物、蛋白质以及脂肪等成分的含量，并做好热量的计算。但对于糖尿病潜在人群来说，虽说万事小心不为过，但是也不用过于精神紧张。

不过，很多速食食品中含有大量油脂和盐分。就拿方便面的面饼来说，大部分的面饼是用椰油炸制而成的，如果直接食用煮方便面的面汤，极有可能导致脂肪摄入过量。因此，建议将煮方便面的面汤倒掉，将煮好的面倒入单独烹制的面汤中食用。如此一来，便可大大降低脂肪摄入过量的风险。

◎汤中加些蔬菜，速食食品秒变健康餐

最为重要的是，在食用速食食品时，应另外放入一些蔬菜（也包括海藻及菌类等食材）。

仍拿方便面来举例，在单独烹制面汤的时候，可放入豆芽、菠菜、胡萝卜、裙带菜、蘑菇、大葱等食材，烹制好后直接淋到煮好的面上即可。可能有些人会觉得麻烦，但其实很简单，只要将食材放在菜板上用菜刀切好就可以了，还可以去超市买现成切好的蔬菜。烹制炒面时也是一样，只需先将蔬菜炒好，再将煮好的面倒入锅中搅拌均匀，即可品尝到健康的美味。

按理说，在城市打拼的人们，更应多食用天然的食材，但有时确实很难做到。一旦忙起来，只能求助于各种速食食品。不过，还是希望大家可以养成在烹制速食食品时尽量多放些蔬菜、海藻、菌类的习惯。

■ 方便面的健康做法

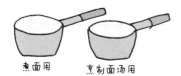

煮面用　　烹制面汤用

①准备两口锅，一口用来煮面，一口用来烹制面汤。

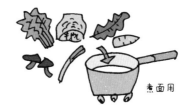

煮面用

②将豆芽、菠菜、胡萝卜、裙带菜、蘑菇、大葱等尽可能多的蔬菜类食材放入烹制面汤的锅中（豆芽和菠菜也可事先用少量油翻炒一下）。

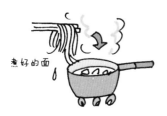

煮好的面

③待面煮好后，倒掉面汤，只将面倒入步骤②的锅中。

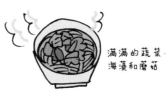

满满的蔬菜、海藻和蘑菇

④轻轻搅拌均匀，盛入碗中。

如何吃好外卖

◎掌握外卖食品的长处和短处

对于每日忙得不可开交的人来说，外卖可以说是无法绕开的选择。

从炸鸡到便利店快餐，外卖的种类可谓多种多样，对血糖正常的人来说，可以任意挑选也算是一种乐趣，但是对于糖尿病及其潜在患者来说，便须慎重再慎重。

首先，考虑到每餐的营养均衡，最好不要只点一道料理。如果是打包带走的外卖，除了主食，还应有鱼或肉以及少量的蔬菜。从营养均衡的角度来看，首推便当式的外卖。此外，混合三明治也不错。在订购外卖时，应稍稍看一下其所包含的内容，考虑好各自的长处和短处之后再进行选择。

◎打包带走外卖的健康食用要点

总体来说，打包带走的外卖，其热量都比较高。这是因为，大部分外卖的米饭量都很大，如果是炒饭，一般会用很多油烹制而成，还会放入大量砂糖或其他调味料。

此外，即使有蔬菜，量也非常少，而且还会放很多盐。

那么，对于这种打包带走的外卖，我们应该如何健康食用呢？

首先是如何选择：

① 关注"油量"。不要选择主菜为油炸食物的外卖。此外，尽量不要选择烹调方法及调味料中使用大量油的外卖。

② 尽量选择蔬菜量大的外卖。不过，便当中的蔬菜量终归不够，还须在其他餐次中补充。

其次是食用方法：

① 一般来说，其主食米饭的量会比较大，因此，建议将米饭剩下

1/4～1/3。

　② 如果有油炸食物，建议剥掉炸衣后再食用。如果有肥肉也是一样，应将肥肉部分剔下后再食用。

　③ 如果生食的蔬菜用脂肪含量高的酱汁等调味料拌过，那就尽量不要食用了。

　④ 一般来说，外卖中的盐分都比较多，所以尽量不要再添加其他的调味料了。

■ 便当的热量一览表
括号内为其在一日可摄入热量总量中的占比

炸猪排便当	1000kcal（约55%）
炸鱼块便当	950kcal（约53%）
汉堡便当	850kcal（约47%）
炸鸡块便当	800kcal（约45%）
芝麻饭便当	800kcal（约45%）
烤肉便当	750kcal（约42%）
鳗鱼便当	700kcal（约40%）
海苔便当	680kcal（约38%）
牛肉便当	680kcal（约38%）
鲑鱼便当	600kcal（约33%）
咖喱便当	600kcal（约33%）

● 即使是相同名字的便当，不同的店烹制出来的成品，其所含的热量也会有所不同。左侧数字仅为参考。

● 括号内的占比是将一日可摄入热量总量设定为1800kcal的前提下的占比。实际需要热量也有可能会更低一些。

增加食物的分量感

◎活用低热量食材

对于一直以来想多吃些就多吃些的人来说，控制食量是一件非常痛苦的事情，有很多人会因为不能满足食欲而有受挫感。

因此，要想获得满足感，就需下些功夫。要点就在于如何在摄入热量相同的前提下，让人感觉已经吃了很多。

首先，可以充分利用低热量食材。海藻、菌类、魔芋、含糖量少的蔬菜等均属于低热量食材。这些食材的一个共性就是，即使摄入量很大，产生的热量仍较低。

◎通过食用水分多的料理，获得饱腹感

可以多食用水分多的料理。拿主食米饭来说，与普通方法焖制而成的米饭相比，将其做成菜粥和米粥，分量可增加至原来的2～4倍。

火锅也是水分多的料理的代表。不仅可以获得饱腹感，还能吃到蔬菜、菌类、魔芋等多种食材，可谓一举两得。而且，将米饭倒入剩余的汤汁中，还可以烹制成菜粥。

此外，前面章节也提到过，还可通过选择不同部位或切分方式来获得满足感。比如，选择使用猪腿部的肉而不是里脊肉；选择将带头带尾的整条鱼展开，而不是将鱼肉切下来。

■ 增加食物的分量感

● 主食

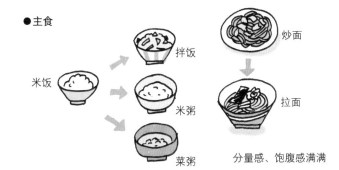

米饭

拌饭

米粥

菜粥

炒面

拉面

分量感、饱腹感满满

● 加餐

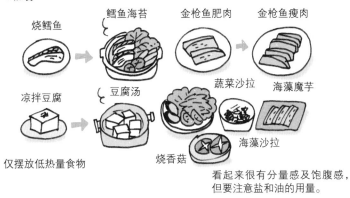

烧鳕鱼

鳕鱼海苔

金枪鱼肥肉

金枪鱼瘦肉

凉拌豆腐

豆腐汤

蔬菜沙拉

海藻魔芋

烧香菇

海藻沙拉

仅摆放低热量食物

看起来很有分量感及饱腹感，
但要注意盐和油的用量。

● 其他

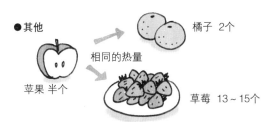

橘子 2个

相同的热量

苹果 半个

草莓 13～15个

在外就餐时的八个注意事项

◎ 在外就餐时，应仔细查看食物的热量

提到在外就餐，范围可谓非常之广，从冰激凌店到法式餐厅及中餐馆，都属于在外就餐的范畴。

外食料理通常有以下几个特点：

① 口味重（多盐、多糖）

→导致热量及盐分摄入过量

② 油炸食物含油量大

→导致热量摄入过量

③ 主食量大

→导致热量摄入过量

④ 营养不均衡

如此看来，相信很多人会对外食望而却步。

不过，最近越来越多的饭店选择在菜单中列出每道菜品的热量。建议去这样的饭店就餐，这样便可掌握摄入的热量。

如果附近没有这样的饭店，还可以去大医院内的食堂或餐厅，那里基本都会标示出热量。

当然，即使是同一道菜，不同的店烹制出的成品，所含的热量也会有所不同。不过，仍可以对其有个大概的把握。

◎ "留下一些"是控制热量的基准准则

如果明显感到端上来的菜品热量较高，不妨剩下一些，不要全部吃光。剩下的食物可以打包带走，然后可按照p.75中介绍的方法再次加工后食用。

如果对店家的想法有顾虑，可以加上一句："最近正在减肥……"。如果是常去的饭店，也可以在点餐的时候只点半份米饭。

◎通过一天的饮食补充蔬菜和蛋白质的不足

上页中列出的④，是外食料理的一大不足之处。一般情况下，营养不均衡指的就是蔬菜摄入量不足。从改善饮食质量的角度来讲，无法摄入足量蔬菜也是一大问题。

但是，我们可以通过其他方法克服这个不足。比如可以再点一份汤料理，如此便可或多或少补充一些蔬菜。如果觉得还是不够，那就再通过其他餐次来补充。在一天内或是通过2~3天的时间进行调整，从而达到饮食营养均衡，应该不是什么难事吧！

面食类料理中的蛋白质含量可能会不足，也可以在一天内或是通过2~3天的饮食进行调整。

■ 外食料理健康程度检测要点

要点1	整体分量是多少？
要点2	口味是浓是淡？
要点3	调味料使用量是多少？
要点4	烹调油的使用方式？
要点5	鱼和肉的脂肪含量是多少？
要点6	蔬菜的量是多少？
要点7	肉或鱼的分量是多少？
要点8	主食的量是多少？

如何享受宴会美食

◎ 外食料理中的终极美食，便是宴会料理

宴会料理，顾名思义，就是为各种宴会烹制而成的料理。这些料理都是以让与会者感到满足为目的烹制而成的。换言之，宴会料理的另一层含义就是："这里有如此多的美味，请各位尽情食用吧"，也就是说，宴会料理的分量十足。对于需控制饮食的糖尿病患者及潜在患者来说，宴会反而是"魔鬼时刻"。

但实际上，说是宴会料理，只不过是外食料理的豪华版而已。我们可以将其看作外食料理的终极版本，如此一来，只需按照应对外食料理的方式应对宴会料理即可。

还请各位重新阅读一遍上页中的"外食料理健康程度检测要点"。享受宴会料理的秘诀，就隐藏在活用外食料理的要点之中。

◎ 从低热量食物下筷

面对宴会料理，只要做到两点即可：① 讲究进食顺序获得饱腹感；② 不要摄入过量的食物。

虽说总称为宴会料理，但是细分的话，可以将其从低热量到高热量划分出不同层次。首先应掌握的就是下筷的顺序：

如果是常规料理的话，应先从眼前的醋拌凉菜、汤品、魔芋下筷，接下来是凉拌豆腐、墨鱼刺身、鸡蛋等料理，最后是肉类的料理和主食米饭。

需要注意的是，蛋白质类的料理应放到后面食用。因为此时，肚子已经很饱了，也就不会再摄入过多的蛋白质了。此外，油炸食品应将炸衣剥掉后食用；肉类也应尽可能地将肥肉去掉后食用；米饭应只吃平时一半的量。

点心的话，最好只吃一小口，或者一口都不要吃。

◎边聊天边进食，细嚼慢咽

细嚼慢咽，不仅可以延缓血糖上升的速度，还能获得饱腹感。

还望大家掌握可以放心享受宴会美食的"诀窍"：慢慢品尝美味，吃一口后放下餐具，积极参与到与他人的对话当中。

■ 享受宴会美食的"诀窍"

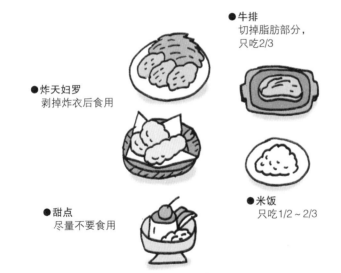

●炸天妇罗
剥掉炸衣后食用

●牛排
切掉脂肪部分，
只吃2/3

●甜点
尽量不要食用

●米饭
只吃1/2 ~ 2/3

只要做到以上几点，便可大大降低热量的摄入。

患有高血压并发症人群的饮食注意事项

◎ **同时患有高血糖和高血压，可加速动脉硬化**

糖尿病和高血压拥有共同的发病原因。因此，两者常常合并发作。

糖尿病的潜在患者也不能大意。高血压的发病率非常高，据相关数据表明，50～60岁人群中有近50%、60岁以上人群中有超过70%的人患有高血压。

无论是糖尿病患者还是潜在患者，只要血糖持续升高，便会加速动脉硬化。此外，高血压也是动脉硬化的一大危险要素。因此，糖尿病合并高血压的人群，一定要多加注意饮食。

◎ **要想改善高血压，应控制食盐的摄入量**

一般来说，高血压患者应严格控制食盐的摄入量。这是因为食盐中的钠（氯化钠）可导致血压升高。

因此，高血糖并发高血压患者，也应严格控制食盐的摄入量。每日可摄入的食盐量，可参考高血压患者的标准，控制在6g以内。如果高血压不严重，仅通过控制食盐摄入量，也有可能将血压恢复到正常水平。

◎ **注意食品中的含盐量**

说到控制食盐摄入量，大部分人只会将注意力放在餐桌上的食盐、酱油、味噌等的使用上。这当然是对的，但是还有一点同样重要，那就是食物中的含盐量。

如下页图表所示，许多食物中都含有盐分。尤其需要注意的是，即使是常作为主食食用的挂面和面包等食物中也含有食盐。其实在日常生活中，很多我们认为不含盐的食物中，反而含有大量盐分，还请各位牢记此点。

高血压患者应将每日摄入的盐量控制在6g以下，这里的6g指的是所有食物中的含盐量。

但是，如果所有的料理都严格控制食盐量，饮食便也无味了。而且，也无法长久地坚持下去。

其实，可以通过其他料理进行整体调节。举个例子，如果某餐中的某道料理是咸口味，那么可以将其他的料理做成酸口味，或是放些香草调味，只要保证每日的总摄入量不超标即可。

■ 食物中的含盐量（每100g食物中）

食物	含盐量
面包卷	1.2g
白面包	1.3g
法棍	1.6g
乌冬面（湿面）	2.5g
乌冬面（干面）	4.3g
挂面（干面）	3.8g
手擀面（干面）	5.8g
玉米片	2.1g
咸仙贝	2.0g
人造黄油	1.2g
黄油（含盐）	1.9g
海带（风干）	7g左右
裙带菜（湿）	1.5g
裙带菜（风干）	16.8g

（以上数据来自日本文部科学省《日本食品标准成分表》第五次修订版）

患有高脂血症及动脉硬化并发症
人群的饮食注意事项

◎ 高脂血症可加速动脉硬化

所谓高脂血症，指的就是血液中的脂质（脂肪）异常增多的状态。高脂血症又可分为高胆固醇血症、高甘油三酯血症、高低密度胆固醇血症、混合型高脂血症、低高密度脂蛋白血症等不同类型。

高胆固醇血症和高甘油三酯血症是两种差别很大的疾病，发病原因也不相同。不过，两者均有加速动脉硬化的作用。此外，低密度胆固醇升高、高密度脂蛋白降低也可加速动脉硬化。

◎ 高血糖的饮食疗法有助于高脂血症的治疗

通过饮食获取的热量，如果没有被马上消耗，最终会转化为中性脂肪存储于体内。如果热量过剩，血液中的脂质浓度便会不断上升，进而引发高脂血症。也就是说，"过食"可导致高脂血症，这与"过食"也是糖尿病的发病要因之一，有相通之处。

因此，要想治疗此症，必须要控制热量的摄入。这与糖尿病患者及潜在患者的饮食原则也是相通的。也就是说，改善高血糖的饮食疗法，也适用于患有高脂血症的人群。

在很多人的观念中，高脂血症都是由脂肪摄入过量引起的。虽说脂肪确实是原因之一，但除此之外，过量摄入碳水化合物、酒类以及水果等，也可能导致高脂血症的发病。

让我们将书翻回到p.60~61。此节中有过说明，鱼肉中含有的DHA及EPA有降低血脂的作用。患有高脂血症的人，尤其需要关注这点。

◎严格控制高胆固醇食物的摄入量

　　高胆固醇血症的发病与过食（尤其是过量食用高胆固醇食物）有很大关系。因此，要想预防此病，首先要做的就是改正此种饮食习惯。下面的图表中列举了一些高胆固醇食物，应记牢这些食物，尽可能地控制其摄入量。

　　检查出动脉硬化的人，也应在日常的饮食生活中留心做到本节提到的饮食要点。

■ 高胆固醇食物（每100g可食用部分）

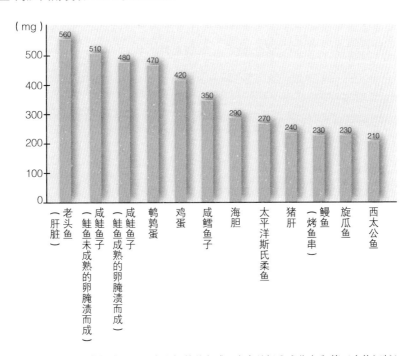

（以上数据来源于日本文部科学省《日本食品标准成分表》第五次修订版）

患有糖尿病肾病并发症人群的饮食注意事项

◎ 轻微糖尿病肾病患者应控制食盐的摄入量

糖尿病患者如果不进行积极有效的治疗，会出现各种各样的并发症。其中最具有代表性的一个并发症就是糖尿病肾病（参考p.22）。

如果糖尿病肾病处于轻微阶段，只需控制食盐的摄入量即可。这是为了防止高血压加速肾病的恶化而采取的措施。如果肾病还不严重，每日的食盐摄入量应控制在7~8g以内；如果已经比较严重，则须控制在5~7g以内。当然，在控制食盐摄入量的同时，还应进行饮食疗法。

◎ 通过控制水分和蛋白质的摄入，延缓肾病恶化

一旦糖尿病肾病加重，就必须开始控制水分和蛋白质的摄入了。不过，若能从肾病轻微阶段就开始控制蛋白质的摄入则再好不过了。

控制水分和蛋白质的摄入，是为了控制流向肾脏的血流量，以便达到减轻肾脏工作量（过滤血液）的效果。如此，不仅可以减轻肾脏的负担，还能减轻心脏的负担。

而具体的方法需要医生根据病症进行严密的计算方可得出，患者万不可自行应对。

◎ 高血糖患者必要时需食用高热量食物

一旦糖尿病肾病病情严重并开始控制蛋白质的摄入量，人体的抵抗力便会逐渐衰弱，从而导致体内蛋白质代谢出现异常。此时，建议食用高热量食物。

不过，由于高血糖患者还须控制热量的摄入量，所以应寻求医生的帮

助，医生会依据患者自身的身体状况以及高血糖、肾病的程度做出准确专业的判断。患者务必严格遵守医生的建议，万不可自行应对。

对于糖尿病潜在患者来说，一般情况下，只要没有演变为糖尿病，就无须担心并发症的发病。但是万事无绝对，如果过于放纵自己，难免会出现例外，还请各位牢记此点。

■ 糖尿病肾病的进展以及相应的饮食疗法

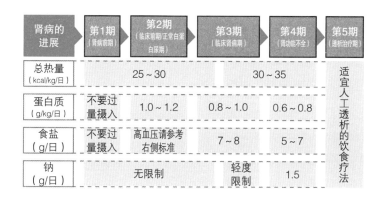

肾病的进展	第1期（肾病前期）	第2期（临床前期/正常白蛋白尿期）	第3期（临床肾病期）	第4期（肾功能不全）	第5期（透析治疗期）
总热量（kcal/kg/日）		25～30		30～35	适宜人工透析的饮食疗法
蛋白质（g/kg/日）	不要过量摄入	1.0～1.2	0.8～1.0	0.6～0.8	
食盐（g/日）	不要过量摄入	高血压请参考右侧标准	7～8	5～7	
钠（g/日）	无限制		轻度限制	1.5	

（以上数据来源于日本糖尿病学会编《糖尿病治疗指南2012–2013 血糖控制目标修订版》略作修改）

● 以上数值均为典型情况下的数值，实际数值可能根据病情有所不同。
● 总热量和蛋白质均为标准体重1kg的每日摄入量。
● 出现浮肿时开始控制水分的摄入，大概为临床肾病期阶段。
＊日本高血压协会建议的食盐摄入量为6g以内，因此，尽可能从临床前期阶段开始就将其控制在6g以内。

老年人安全饮食要点

◎控制血糖与年龄无关

对于老年人来说，即使被告知已患上糖尿病或成为糖尿病高危人群，很多人也不会积极控制血糖，因为对他们来说，控制饮食实在是太不容易做到了。

此外，无论剩下的生命是长是短，老年人早已看开，不会过于执着，这也是他们不会积极控制血糖的原因之一。

但是，如果无法有效控制血糖，即使是老年人，仍可能出现一系列并发症。虽说不如年轻人那般多发，但是决不可抱有侥幸心理。

◎结合老年人的饮食特点进行应对

老年人的饮食生活不好一概而论，但总体来说，有以下几个特点：

① 严重挑食。

② 不愿改变一直以来的饮食习惯。

③ 蛋白质的摄入量减少，偏爱含糖的食物。

④ 咀嚼能力下降，不愿食用黄绿色蔬菜等有嚼劲儿的食物。

⑤ 经常吃点心。

⑥ 如果家中只有老人自己，吃得会比较简单。

⑦ 不愿自己做饭等。

以上饮食生活带来的后果就是，无法有效控制血糖以及营养摄入不均衡。在充分了解上述特点的前提下，我们应认识到"改善老年人的饮食生活是一项长期且艰难的工作"，须做好拉锯战的准备，一点一点慢慢来。

◎需要家人的理解与支持

　　老年人的饮食习惯，如果单单依靠自己是很难得到改善的。尤其是和家人一同生活的老人，需要家人共同的努力与支持。应充分理解老人所处的状况，尽可能做到全家人在固定的时间一起吃饭。

　　此外，改善饮食生活，可使人健康长寿，这对每个人来说都是百利而无一害的事情。因此，还望家中有患病老人的各位，能给予他们由衷的、最温暖的支持与帮助。

■ 成功改善老年人饮食生活的诀窍

1	**慢慢让其习惯饮食疗法** 从容易处着手，一点点改善。
2	**制订菜单时，应考虑老人的喜好** 对于没有问题的饮食喜好，应得到尊重。
3	**尽量保证营养均衡** 想办法保证蛋白质和蔬菜（尤其是黄绿色蔬菜）的摄入。
4	**一家人吃同样的料理** 年轻人可以增加分量，或者多加一道料理。
5	**采用易咀嚼的烹饪方法** 需要注意，老人的咀嚼能力下降，很难咬动生的蔬菜。
6	**对老人积极改善饮食所付出的努力表示敬意** 家人的鼓励，是最大的支持。

烤肉的健康吃法，将"肉、肉、肉"换成"蔬菜、肉、蔬菜"

提到烧烤料理，大家首先想到的应该是"烤肉"吧！有的人很喜欢吃烤肉，只不过，不同人对烤肉的吃法却是大相径庭。

有的人吃烤肉，可谓恰如其名，着眼点都在肉上，将肉烤熟后，蘸上酱汁直接食用。虽说有时也会搭配吃些配菜和凉拌菜，但是终归肉是重点。到最后想吃米饭的时候，肚子已经很饱了，即使想吃也吃不下了。

与之相反，有的人是将蘸了酱汁的肉用莴苣叶或紫苏叶包起来食用。而且还会抹上一些放有青辣椒等蔬菜的辣椒酱。期间还会吃大量配菜和凉拌菜，最后还会吃米饭、喝汤。因此，从总体感觉上说，肉是夹在各种蔬菜之间的。

到底哪种吃法更健康，已无须进行过多地论证了，明显是后一种吃法更胜一筹。由此可见，很有必要从"健康"的角度出发，对许多我们习以为常的饮食习惯进行重新审视。

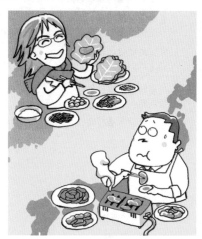

第四章

与酒的相处之道

健康程度自测表

测一测你的"酒瘾危险度"

请在以下10个描述中，选出符合你情况的项目，在前面的方框中打"√"，并统计出"√"的数量。

☐ 认为酒乃人生最大的乐趣之一。

☐ 几乎每日饮酒。

☐ 决定某几天不喝酒，但是常常无法执行。

☐ 一不小心就容易喝多。

☐ 喝酒速度快。

☐ 喜欢喝烈酒，不喜欢用水兑过的酒。

☐ 几乎不吃下酒菜、以酒代替主食。

☐ 喜欢油腻的食物作为下酒菜。

☐ 喜欢喝酒的时候抽烟。

☐ 有过因为宿醉影响工作的经历。

评定：

● **"√"数量在6个以上**

极易导致糖尿病及糖尿病临界状态的饮酒习惯，也有可能诱发其他疾病，应重新审视饮酒习惯及饮酒量。

● **"√"数量为3~5个**

饮酒习惯还算正常，但是一旦增加饮酒量就比较危险了，尽可能控制饮酒量。

● **"√"数量在2个以下**

虽说可以算饮酒适度，但是也不能疏忽大意，应进一步控制饮酒量。

为什么糖尿病患者原则上禁止饮酒？

◎ 对饮酒爱好者来说，不能喝酒的人生，失去很多乐趣

在被告知已患上糖尿病或已成为糖尿病高危人群时，大多数男性最先担心的是："啊，这下不能喝酒了！"

酒，在人生的舞台上上演了一出又一出或悲或喜的戏剧。其在文化方面的意义，也是其他食物所无法比拟的。

此外，日常生活中与友人及家人共度欢乐时光时、维持职场人际关系时，都少不了酒的身影。更有甚者，很多人抱着"无酒不欢"的观念，将工作结束后来上一杯、与意气相投的朋友们小酌一番，当作是人生最大的乐趣。

仅凭一张体检报告，就将视作人生一大乐趣的酒给夺走，这对很多人来说，是无法接受的。由此，也就不难想象出饮酒爱好者在得知不能饮酒后无所适从的心情及其所受的打击。

◎ 酒精无营养、高热量，让人失去自控能力，还会对肝脏造成损害

接下来，让我们冷静地从医学角度对酒进行分析。

虽说可能有些不近人情，但是从原则上讲，一旦患上糖尿病，甚至是仅被告知"血糖偏高，已属糖尿病高危人群"，便要在日常生活中尽量做到避免饮酒。即使饮酒，也须控制每日的饮酒量，清酒应控制在180mL以内，啤酒应控制在500mL以内。原因就在于酒的热量很高，而且不含有任何营养成分。

更何况，饮酒还会带来以下危害：① 产生更多不必要的食欲；② 酩酊大醉之后，便会让人失去进行饮食疗法、控制血糖的意识及意愿；③ 损伤肝脏、升高血脂等。糖尿病专家苦口婆心地劝患者戒酒，是有确切依据的。

而且，下酒菜多为高热量食物，吃得越多，身体摄入的热量也就越多。在第二章、第三章已作过说明，高热量食物是导致糖尿病及糖尿病临界状态的直接原因。

生活中，彻底戒掉酒瘾并成功改善糖尿病的例子不胜枚举。糖尿病患者不妨认真考虑一下是否要下决心戒酒或是减少饮酒量。

■ 劝各位"戒酒"或"控制饮酒"的理由

酒=没有营养的高热量饮料

●饮酒的危害

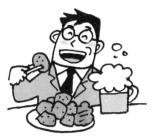

① 增进不必要的食欲

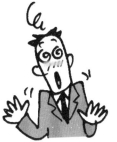

② 失去自控能力
（不去控制血糖）

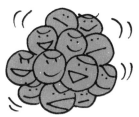

③ 增加血脂含量

啤酒和烧酒真的不会使血糖升高吗?

◎啤酒有助于体内废弃物的排出? 含有营养丰富的酵母? 回答是NO!

酒已经渗透到我们生活的方方面面,并伴随着许许多多流传下来的不实之说。即使在各种健康信息铺天盖地的当下,也不例外。

比如说啤酒。有说法称,啤酒中含有大量水分,多喝啤酒有助于排出体内的废弃物质,还可以稀释黏稠的血液。此外,还有一种更为奇葩的说法,说啤酒中含有"啤酒酵母",所以啤酒是一种营养价值很高的饮品。

其实,上述说法完全没有任何科学依据。确实,喝了啤酒之后,便会想去厕所,尿量也增多了,从而让人产生一种将体内废物排出体外的错觉,事实上正好与之相反。尿量增多,证明是在排出体内的水分。也就是说,啤酒只有利尿的作用,如果将体内必要的水分都排出了,反而对身体有害。因此,在喝啤酒时,还应适当补充些水,否则有可能会导致脱水。

啤酒酵母作为一种健康食品越来越受到人们的追捧,因为其中含有B族维生素、矿物质等营养成分,如果上述营养成分不足,可通过摄入啤酒酵母的方式进行补充。但是,如果认为喝啤酒能同时达到摄入啤酒酵母的效果,那就大错特错了。因为在制作啤酒的过程中,啤酒酵母已被完全过滤掉了,所以啤酒中根本不含啤酒酵母。也就是说,啤酒中矿物质及维生素等营养成分的含量微乎其微,也不会对身体带来任何实质上的影响。正如之前所述,归根结底,酒只是一种毫无营养且高热量的饮料而已。想要从啤酒中获取营养,简直像水中捞月一样不切实际。

◎烧酒不含糖，所以不用担心？事实上，烧酒比清酒度数高，更加危险！

此外，还有一种广为流传的说法，认为糖尿病患者不能喝清酒，是因为清酒中含有糖分，但像烧酒这种含糖量少的蒸馏酒就可以尽情地喝了。

但是，这也只是一种毫无依据的说法。清酒中真正给糖尿病患者造成影响的成分，不是糖分，而是酒精。

而从酒精可导致高血糖及糖尿病发病这点上来看，即使是几乎完全没有糖分的烧酒等蒸馏酒，与清酒也是毫无二致的。

此外，蒸馏酒的酒精度数更高，如果不稀释后就饮用，对身体造成的影响比清酒还要严重。

总之，最重要的是不要被关于酒的各种谣传所误导，要正确认识到酒的危害。

■ 关于酒的各种谣传

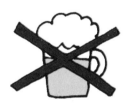

关于啤酒的谣传：有助于排出体内的废弃物。含有啤酒酵母，营养丰富。

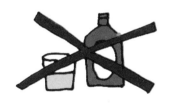

关于烧酒的谣传：与清酒不同，属于蒸馏酒，怎么喝都不会对糖尿病患者造成影响。

遵守适量原则，保证每周2天肝休日

◎ 严格控制饮酒量，清酒控制在180mL以内，啤酒控制在500mL以内

　　酒是如何引发糖尿病及糖尿病临界状态的，相信各位已经有所了解了。那么，是不是只要被诊断为糖尿病或糖尿病临界状态，就一定要戒酒呢？有没有既不用戒酒又能控制血糖、预防糖尿病的方法呢？接下来就让我们一起来看看有什么好方法。

　　首先，要做到饮酒适量。不会对健康造成太大影响的饮酒量为每日20mL左右纯酒精。具体来说，如果是清酒为180mL；啤酒为500mL；威士忌约30mL；红酒250mL；烧酒（35°）不到50mL。科学证明，每日饮用这些量的人最长寿。

　　对于平日喜好饮酒的人来说，第一次听到每日必须将酒量控制在上述范围内之时，内心一定满是震惊与绝望吧！一定会说："这不是在开玩笑吧？""这么少的量不是舔一下就完事了吗？""简直太折磨人了"……虽说我能理解各位的心情，但是不可否认的是，这是医学上被证实的安全的饮酒量。

　　如果超过此量，一定会加重高血糖状况。因此，应仔细对比平日饮酒量与"适量"之间的差距，并努力一点点地向"适量"靠近。

◎ 保证每周2天肝休日

　　另一点，保证每周2天"肝休日"。"肝休日"，顾名思义，就是不饮酒的意思。估计此刻，又能听到许多爱好饮酒人士的哀叹声了："一直以来都是每年365天天天喝酒的，现在让我每周有2天不能喝酒，简直就是煎熬啊……"

　　众所周知，酒精的分解和处理是在有"人体的化工厂"之称的肝脏内

进行的。虽说每个人的肝脏处理酒精的能力有所不同，但是平均来说，处理180mL的清酒，需要肝脏工作整整3个小时。而肝脏承担的不仅仅是处理酒精一项职能，还要处理其他很多物质，所以即使是再能干、再健康的肝脏，也会承受不了，因而，尽量减少一些像处理酒精这种耗时耗力的工作，以便能让其休整一下。

也就是说，如果想让有"无言的脏器"之称的肝脏可以更好地处理偶尔喝过量的酒精，最少应保证其每周有2天的休息时间。这对每天都饮酒的人来说可能有些苛刻，但是从肝脏健康才能愉快饮酒的角度考虑，相信应该不会有人持不同意见吧。

■ 每日最佳饮酒量参考

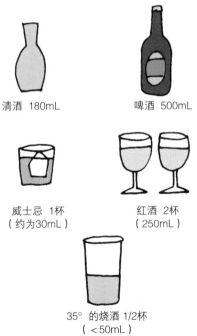

清酒 180mL

啤酒 500mL

威士忌 1杯
（约为30mL）

红酒 2杯
（250mL）

35°的烧酒 1/2杯
（<50mL）

饮酒时的五条注意事项

◎ 有效应对酒精诱惑

即使知道"在适量饮酒的基础上，保证每周2天肝休日"的重要性，但是实际生活中是否能做到，又是另外一回事了。还有相当多的人从一开始就放弃尝试，因为他们认为那是"肯定无法做到的"。

令人惋惜的是，一般情况下，大部分糖尿病患者都是直到医生发出警告，才开始认真对待戒酒和控制饮酒这件事。由此可以看出，酒对某些人的诱惑是多么大。

那么，糖尿病临界状态人群、高血糖人群应如何健康饮酒呢？下面就向各位介绍"饮酒时的五条注意事项"。如果想真正做到控制饮酒，最起码应做到这五条：

◎ 坚守健康饮酒五条注意事项

① 应多喝水

喝酒的同时摄入等量或2倍的水。这样可加速酒精的排出，防止出现脱水症状，还可防止血液黏稠。当然，也能防止饮酒后出现头痛、恶心等状况。

② 切勿空腹饮酒

空腹时饮酒，酒精的吸收速度很快，短时间内便可到达全身，结果就是很容易就醉了，从而失去自控能力。如果来不及吃东西，可在空腹饮酒前喝些牛奶等。

③ 切勿大口猛喝酒，应慢慢喝

大口猛喝酒，会对胃和肝脏带来很大的负担，严重者可导致急性酒精中毒。尤其是空腹状态下连饮3杯，简直就是拿健康当儿戏。

④ 应边进食边饮酒

选择下酒菜时，应选择鱼、豆腐等高蛋白且脂肪少的下酒菜。还可同时搭配一些富含膳食纤维的食物，比如蔬菜、海藻、蘑菇、芋头等，如此，不仅可以延缓酒精的吸收，还有助于保证饮食均衡。

⑤ 烈酒应勾兑后再饮用

酒精浓度越高，对胃和肝脏带来的负担就越大，而且吸收速度也更快。另外，啤酒、香槟等含有较多气体的酒的吸收速度也很快，还请大家注意。

此外，有烟瘾的人最好把烟戒掉，如果实在无法完全戒掉，至少应保证不要边饮酒边吸烟，因为那样做会大大增加患食道癌的风险。

■ 饮酒时的五条注意事项

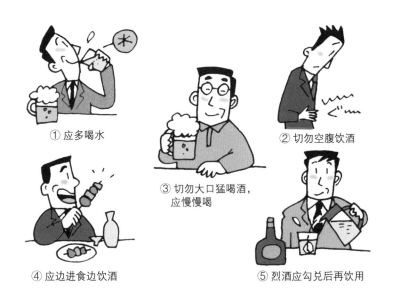

① 应多喝水

② 切勿空腹饮酒

③ 切勿大口猛喝酒，应慢慢喝

④ 应边进食边饮酒

⑤ 烈酒应勾兑后再饮用

专题 4

饮酒时真正导致发胖的是下酒菜

有很多人认为喝酒会导致肥胖，其实不然。严格地讲，酒的热量虽高，但是能积蓄在人体内的量几乎为零，所以喝酒会发胖这种说法是不准确的，实际生活中也是不会发生的。

但是，为什么大多数能喝酒的人看起来都是胖墩墩的呢？其实，最主要的原因在于下酒菜，酒精可以刺激食欲，一不小心就会过食。再加上啤酒、烧酒、红酒等酒类特别受欢迎，饮用这些酒时常搭配含油量高的下酒菜，从而使得身体更容易发胖。

此外，喜爱饮酒的人常常就着下酒菜喝到半夜，结果等到想起身回家的时候会感到肚子有些饿，此时往往会再吃一碗拉面或米饭，而这种习惯也会加速肥胖。

虽说如此，如果光喝酒不吃下酒菜，酒精代谢的速度会更快，会对肝脏带来极大的负担。所以，最重要的是要将饮酒量控制在适当范围内，并且做到适量饮食。

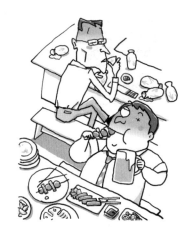

第五章

养成运动习惯，
改善血糖

健康程度自测表

测一测你的"运动量"是否充足

请在以下10个描述中，选出符合你情况的项目，在前面的方框中打"√"，并统计出"√"的数量。

☐ 无散步等运动习惯。

☐ 已经好几年不做类似于体操的运动了。

☐ 近几年没有游过泳。

☐ 即使开始运动，也坚持不过三天。

☐ 爬楼梯时常会气喘吁吁。

☐ 经常乘坐电梯，而不爬楼梯。

☐ 去购物时，经常骑自行车或是坐车，而不是步行。

☐ 即使不是很远的地方，也要坐车去。

☐ 很少进行高尔夫球、网球等流汗的运动。

☐ 偶尔运动一下，接下来几天肌肉便酸痛得不得了。

评定：

● "√"数量在6个以上

运动习惯非常不好，极有可能正在通往糖尿病临界状态或是糖尿病发病的路上，建议尽快改善。

● "√"数量为3～5个

现代人的平均水平，可能身体已经潜藏着某种危险，建议尽快开始一种运动。

● "√"数量在2个以下

运动习惯非常好，应继续坚持下去，尽可能地挑战新的运动项目。

为什么要运动？运动的十个好处

◎ 有助于肌肉细胞吸收葡萄糖，降低血糖，减少胰岛素用量

　　糖尿病临界状态人群及糖尿病患者若要有效控制血糖，除了饮食疗法，还应配以运动疗法。饮食疗法与运动疗法缺一不可。

　　人体代谢就是建立在身体活动的基础上的，想要不运动而又维持健康是不可能的。

　　运动的最大作用就是降血糖。其作用机制相当简单，通过运动，即使没有胰岛素的帮助，血液中的葡萄糖也能很好地被肌肉细胞吸收并作为热量被利用。

　　对高血糖人群来说，无须借助胰岛素，只通过运动就能达到更好地吸收血液中葡萄糖的效果，是最好不过的了。而且，这样还可以节省胰岛素，对于维持身体正常机能十分有益。

　　此外，无论是糖尿病临界状态人群还是糖尿病患者，都存在血管受损的现象，而运动可以降低血液中甘油三酯与坏胆固醇（LDL）的含量，达到抑制血栓形成、防止动脉硬化等疾病发病的效果。

　　包括上面提到的几点在内，运动共有十大健康功效。糖尿病临界状态人群及糖尿病患者自不必说，想要维持日常身体健康的人也应该经常运动。

◎ 运动的"十大健康功效"

　　① 促进肌肉细胞对葡萄糖的吸收，降低血糖。

　　② 减少胰岛素的使用量。

　　③ 燃烧体内脂肪，预防肥胖。

　　④ 增加好胆固醇（HDL）的含量，减少甘油三酯和坏胆固醇（LDL）的含量，预防动脉硬化。

⑤ 增强心肺功能，恢复健康体魄。

⑥ 锻炼肌肉，增强体力。

⑦ 使骨骼变结实，预防骨质疏松。

⑧ 刺激全身，增强自主神经活性。

⑨ 激活大脑，预防老年痴呆症。

⑩ 放松心情，缓解压力。

在交通工具发达、工作多为伏案状态的当下，日常生活中人们可以运动的机会越来越少，因此，更应认识到运动的必要性。

■ 要想身体好，运动少不了

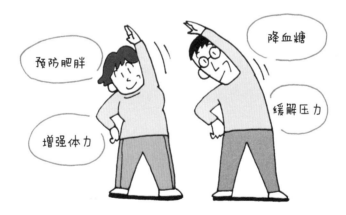

预防肥胖

降血糖

缓解压力

增强体力

运动有降血糖、预防肥胖、增强体力、缓解压力等各种功效。

买双贵点的运动鞋

◎ 推荐步行等有氧运动

那么，我们应该进行什么运动、又以何种程度为佳呢？首先，我们要了解的是，运动分为有氧运动与无氧运动两种。

所谓的有氧运动，指的是人体在氧气充分供应的情况下进行的体育锻炼，吸入体内的氧与运动所消耗的氧相等，并持续不间断地运动十几分钟。步行、慢跑、游泳、舞蹈、健身体操、骑自行车等都属于有氧运动。反之，无氧运动指的是短跑、举重、格斗等肌肉在"缺氧"的状态下进行的运动，屏住呼吸，利用储存起来的热量进行瞬间的剧烈活动。

糖尿病临界状态人群及糖尿病患者，建议采用有氧运动。吸入大量氧气，一边燃烧糖原和脂肪，一边运动，才有可能达到上节所述的运动的健康功效。

而有氧运动中最为推荐的是步行。由于步行既不需要任何准备工作，又无时间地点的限制，且任何人都可以进行，也可以随时中断，因此，步行已成为当下最具人气的健康运动。

如能做到以下三点，效果可加倍，还望各位牢记：

① 尽可能做到每日步行，至少保证每周三天。

② 最初应将目标定为每日步行30~40分钟，共计5000步，也可分为2~3次进行。

③ 步行速度为每分钟80~100米。大致类似于早上上班途中突然发现忘记带某样东西时步行回家取的速度，以走的时候会微微出汗为宜。

◎ 想办法愉快地坚持下去，结合体操与无氧运动

即使步行再健康，但如果"三天打鱼两天晒网"无法长久坚持下去，或

是不情不愿地进行，也不会有很好的效果。对运动兴趣不大的人，可以找一个伴儿边聊天边步行，也可以通过边浏览商店橱窗或是在公园边观察鸟类边步行等方法，增加步行的乐趣，进而坚持下去。

要想健康有效且长期坚持步行运动，鞋很关键。可以狠心买一双稍贵一些的运动鞋。如果能以此为契机做到坚持运动并恢复健康体魄的话，也是值得的。

有氧运动不止步行一种，可依据个人喜好及条件选择游泳、骑自行车等其他运动。

此外，还可通过下节介绍的体操、伸展运动，以及借助哑铃等器材进行的无氧运动，达到增强肌肉、提升运动功效的效果。

■ 人人可做的"健康步行"

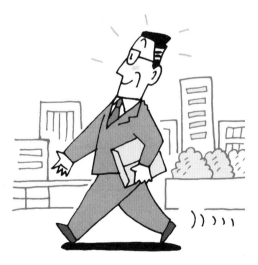

在日常生活中要有意识地活动身体，比如放弃坐电梯，选择爬楼梯；提前一站下车步行至目的地等。

每天多少运动量为宜?

◎ 运动方式以及体重不同，消耗的热量也有所不同

上节我们介绍过，步行以每天30～40分钟、总计5000步为宜，速度以每分钟80～100米为宜。接下来，让我们做进一步的解释说明。

运动方式以及运动强度不同，运动时消耗的热量也会有所不同。例如，相同时间内，步行（速度为60米/分钟）与爬楼梯的热量消耗就有2倍的差距。换句话说，要消耗同等的热量，与爬楼梯相比，步行（速度为60米/分钟）要多花费1倍的时间。

此外，与体重轻的人相比，即使进行同样的运动，体重稍重的人消耗的热量要更多一些。因此，需综合考虑以上两点，再决定适宜的运动方式及每日的运动时间。

◎ 了解每种运动所消耗的热量以及运动时间

一般来说，糖尿病患者在进行运动疗法的时候，医生都会给予他们专业的指导，告诉他们"每日通过运动应消耗的热量为多少"。但是处在糖尿病临界状态的人群，通常没有这种指导，此种情况下，建议通过运动消耗每日摄入热量的10%～20%为宜。如果不清楚摄入热量为多少，可将标准大体定为每日通过运动消耗240千卡（kcal）。

下页为理想的运动量及运动时间的计算方法。

■ 如何确定每日的运动量及运动时间

1	选择自己能完成的运动 （从下表"运动种类"中选择）	
2	确认步骤1中选定的运动所消耗的热量	kcal
3	明确自己现在的体重	kg
4	确定每日应通过运动消耗的热量 （按医嘱进行，如果没有医嘱的话，以每日摄入的总热量的 10%～20%或240kcal为宜）	kcal
5	将步骤2、3、4中得到的数值分别对应到下列算式中，得出每日的运动时间	

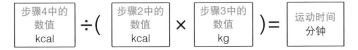

●不同运动种类每分钟消耗的热量（每1kg体重）

运动种类	消耗的热量 （kcal）	运动种类	消耗的热量 （kcal）
步行（60米/分钟）	0.05	体操（强度小）	0.05
步行（80米/分钟）	0.07	体操（强度大）	0.09
步行（90米/分钟）	0.09	健美操（普通强度）	0.15
步行（100米/分钟）	0.11	高尔夫（普通球场）	0.08
爬楼梯	0.10	网球（练习）	0.14
慢跑（强度小）	0.14	乒乓球（练习）	0.15
慢跑（强度大）	0.16	羽毛球（练习）	0.15
骑自行车（10千米/小时）	0.08	游泳（蛙泳）	0.20
骑自行车（15千米/小时）	0.12	游泳（自由泳）	0.37
跳绳	0.27	棒球挥棒练习（平均次数）	0.26

*消耗的热量指的是1kg体重1分钟消耗的热量

（资料来源于日本体育协会等）

注意运动适当，不要"过强"或"过弱"

◎运动过强，反而更危险

假设我们每日都步行，但是速度应该选择60米/分钟呢？还是100米/分钟呢？在同等时间内，两者消耗的热量差距有2.2倍之多，这就涉及运动强度的问题了。

特别认真的人以及对改善高血糖特别迫切的人，很容易运动强度过大，也就是超出最佳的运动强度。如果一上来强度就过大，会给肌肉及心脏带来很大的负担，反而对身体有损伤。

当然，运动强度太小也就没有什么效果了。所以，应当抱着"不过强、也不过弱"的态度，运动以微微出汗为宜，经过不断实践、调整，找出最适合自己的运动强度。

◎通过脉搏跳动次数确定运动强度

最适宜自身的运动强度，取决于维持运动需要的氧气量。而要想知道准确的耗氧量，需要用专业的设备检查。

不过，即使没有专业的检查设备也没关系。因为运动所需的氧量，会反映在脉搏跳动的次数上。因此，只要在运动的过程中或是运动后数一数脉搏的跳动次数，便可大体得出此次的运动强度是否适当，以及到底是"过强"还是"过弱"。

■ 判断运动强度是否适当的方法

● 脉搏次数的测算方法

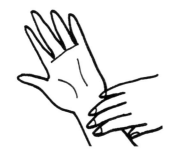

*可在运动的过程中或是运动后进行。如左图所示，将一手三指搭在另一手手腕内侧脉搏跳动处。数15秒钟内的脉搏跳动次数，然后乘以4，再加10，就得到了1分钟的脉搏次数。

*加10，是因为在这段时间内，心脏跳动频率会慢慢平缓，所以需要调整。

● 运动强度参考标准（1分钟脉搏次数）

运动强度 年龄段	强度较弱	强度稍强
20～29	约110	约125
30～39	约110	约120
40～49	约100	约115
50～59	约100	约110
60～69	约90	约100

*"强度较弱"中的数值为刚开始运动时脉搏次数的上限数值。"强度稍强"的数值为已经运动一段时间后的脉搏次数上限数值。

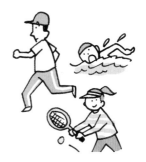

● 运动种类与1分钟消耗的热量（每1kg体重）

*除了上述方法，还可以通过下面的计算方法得出大约的脉搏次数。虽说两种方法得到的数值可能存在些许的差异，但是差异不会很大，可以任选其中一种。

> 理想的运动强度范围（脉搏次数上限范围）=（230−自己的年龄）×（0.5～0.6）

老年人"安全运动"要点

◎ 充分考虑自身的运动能力，寻找适合自身的运动

运动能力有很大的个体差异，这种差异是不分年龄段的。而且，年龄越大，差异也越大。例如，明明是同龄人，有些人才走了10分钟路，脚就已经开始痛起来了，而有些人却能轻松地爬上山顶。

多数老年人每天做多长时间的某种运动最好，没有一定的标准可以参考。因此，千万不要抱有"与我同龄的某某人都能做那种强度的运动，那我肯定也没有问题……"的想法。

对老年人来说，运动不仅可以改善高血糖，还可预防因长期不活动导致的身体机能衰退，有助于保持身体健朗。

首先，应该找出适合自己体力的运动方式。如果不清楚，可咨询经常就诊的医生。

◎ 体力不好的人，可从简单的体操开始

对于体力和肌力有所退化、心肺功能下降的人来说，已经没有必要执着于所谓的"大运动量"式的运动了。其实，广播体操和柔软体操也是一种很好的运动。此外，坐在椅子上也能进行运动。没有运动习惯的人，可以尝试从这些简单的运动开始逐步养成运动的习惯。

■ 适合老年人的室内运动

① 深呼吸
边吸气边慢慢抬起双手，然后缓缓呼气并慢慢放下双手。

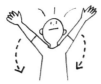

② 伸展运动
双手交叠，手心朝上置于头顶，拉伸背部肌肉。如能同时将脚后跟抬起，效果更佳。

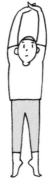

③ 手腕运动
转动手腕；手腕放松，上下晃动手腕。

④ 肩部运动
手臂放松，上下耸动两肩，也可做绕肩运动。

⑤ 颈部运动
绕圈转动颈部；轻敲颈部及肩部肌肉。

⑥ 踏步
挺胸抬头，大幅度摆动手臂做踏步运动，尽量将腿抬高。

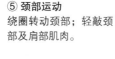

⑦ 坐在椅子上进行的运动
● 交替将腿抬至水平。
● 双手支撑住身体，两腿并拢抬至水平。

● 保持坐姿，尽可能将腿抬高。

⑧ 下肢运动
● 慢慢下蹲、起立。

● 坐在地上，双腿伸直，交替进行弯曲伸直运动。

⑨ 腹式呼吸
保持仰躺姿势，深吸一口气，吸气时肚子鼓起，再慢慢呼气，呼气时肚子缩紧。

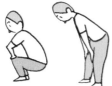

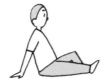

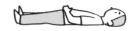

*根据自身身体状况确定运动强度及次数。

在工作、家务的间隙做体操或伸展运动

◎在可承受的范围内，配合呼吸进行运动

我们可以充分利用工作及做家务的间隙时间活动身体。对于不从事体力劳动且平时没有运动习惯的现代人来说，这点非常重要。下页给大家介绍了几个体操及伸展动作，既简单又可随时进行，希望大家将其运用到日常生活中。

不过，在做伸展运动的时候应注意以下几点：

① 不要强求，在自己能够承受的范围内进行。

② 为静止动作。

③ 在自己能够承受的范围内，每个动作停顿5~10秒钟。

④ 配合呼吸。

⑤ 选择舒适的着装、鞋并注意周围的状况，以防跌倒受伤。

利用哑铃等器材进行力量性训练的时候，会给身体带来一定的负担，因此，须在医生以及健身房教练等专业人士的指导下进行。

除了上面提到的体操以及伸展运动，在日常生活中也可以随时进行各种运动。例如，在乘坐公交车的时候，可以用力握住吊环，左右手腕交替用力向下拉吊环，还可以抬起脚后跟用脚尖站立。其实，不只是大幅度、强烈的运动才算是运动，只要我们在日常生活中多多用心，随时都可以活动我们的身体。

■ 可随时进行的简单体操及伸展动作

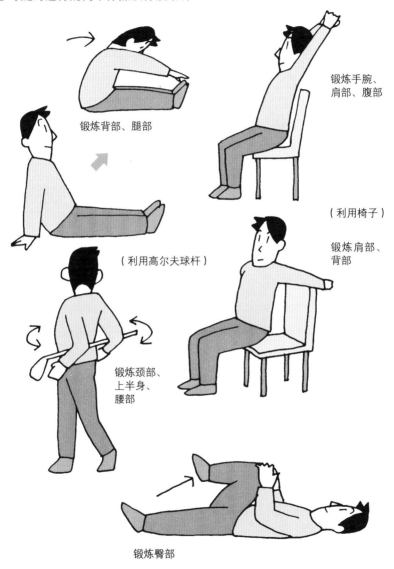

锻炼背部、腿部

锻炼手腕、
肩部、腹部

（利用椅子）

锻炼肩部、
背部

（利用高尔夫球杆）

锻炼颈部、
上半身、
腰部

锻炼臀部

运动时的注意事项

◎ 突然开始运动容易受伤，应做好准备工作及整理运动

为了降血糖、击退高血糖及糖尿病，应做到平日多运动，并应长期坚持下去。但是，实际生活中，即使是遵照医生的建议而开始运动的人群中，也有超过半数的糖尿病患者会半途而废，无法坚持下去。

不喜欢运动的人及难以坚持的人，可参考p.105中介绍的方法，通过找一个同伴互相鼓励的方法，将运动的习惯坚持下去。

解决了如何能够做到坚持运动的问题之后，还有一个更加重要的问题，那就是受伤以及旧疾加重。即使干劲十足，但是膝盖已经痛到无法走路，那就没有办法继续运动了。

已经好多年没有正儿八经做过运动的人，肌肉已经无法适应运动了，如果一时兴起开始运动，极有可能造成运动损伤，还请大家一定要注意。即使是年轻时经常运动的人也不例外，仅仅是做个热身运动或是突然快步走了1个小时，也有导致肌肉拉伤以及筋骨损伤的风险。

为了预防运动损伤，运动前后各需要5分钟左右的时间进行准备运动及整理运动。按照脚踝→小腿→膝盖→腰→肩部→手腕→颈部的顺序，从下半身开始依次活动全身，使身体舒展开来。如此，可减轻对心脏的负担，达到热身和放松的效果。

◎ 盲目运动可能会出现无法预料的并发症；老年人或身体不舒服的时期应多加注意！

不认真进行定期体检的人，有时可能会出现下述状况：认为自己血糖有点偏高，于是便开始运动疗法，但是不知不觉中出现了各种严重的并发症，比如高血压，更有甚者动脉硬化加剧，进而导致心肌梗死等。像这种运动起到反作用的情况也是有可能的，因此在开始运动疗法之前务必与医

生进行沟通。

尤其是老年人，万不可随意开始运动，须在健康检查的基础上，与医生及专业人员沟通过以后，再决定进行哪种运动以及每次运动多长时间为宜。

在开始运动之后，总会有下雨天、身体不舒服或是感到提不起劲的日子，这个时候就没有必要非逼着自己运动了，最重要的是要"愉快地坚持下去"，偶尔偷个懒也是可以的。

■ 运动前后充分舒展身体

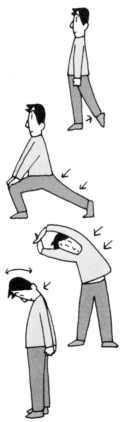

按照脚腕→小腿→膝盖→腰部→肩部→手腕→颈部的顺序舒展身体，还可达到热身和放松的效果。

如何预防脚磨破、起水泡、感染等足部问题

　　要想轻松长久地将步行坚持下去，关键在于防止脚部受伤。比如由于鞋不合脚导致的脚后跟磨破，一旦脚后跟受伤，便无法继续步行。即使贴上创可贴强行继续，疼痛也会导致步行姿势扭曲，进而对膝盖造成负担。而且，痛感也会使得步行者无法身心愉快地享受步行，起水泡也是一样。需要注意的是，有些人由于体质原因很容易起水泡。

　　脚磨破、起水泡最主要原因在于穿了不合脚的鞋，建议去专卖店选购合脚的鞋，还可通过提前贴上鞋贴防止磨脚等方法预防足部受伤。

　　除此之外，还应注意脚指甲的保养，防止出现开裂或是脱落的情况。此外，如果脚指甲不干净，可能会导致感染，甚至会产生更严重的后果。上述这些足部问题都会对步行造成影响，使得人们无法享受步行的乐趣。

　　因此，平日应做好足部保护，在运动过后也应好好查看一番，看是否有脚部磨损或起水泡等现象。

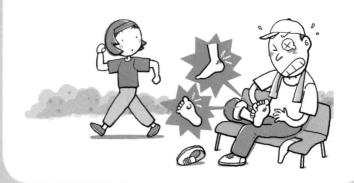

第六章

战胜压力降血糖

健康程度自测表

测一测你的"压力程度"

请在以下10个描述中，选出符合你情况的项目，在前面的方框中打"√"，并统计出"√"的数量。

☐ 会因小事发怒。

☐ 有强烈的不安感和焦躁感。

☐ 经常敷衍了事，做事不认真。

☐ 在意他人的看法。

☐ 没有可以无所不谈的朋友。

☐ 对吃东西失去兴趣。

☐ 看任何电视节目，都不觉得有趣。

☐ 对以前感兴趣的东西失去兴趣。

☐ 没有性欲，对异性不感兴趣。

☐ 总是觉得没有力气，浑身倦怠。

评定：

● **"√"数量在8个以上**

压力很大，身心已处在崩溃的边缘。血糖急速上升的可能性很大，应尽快开始减轻压力。

● **"√"数量为4~7个**

现代人的平均水平。但是，如果任凭压力一点点积累，身心也会很快被侵蚀，应尽快开始缓解压力。

● **"√"数量在3个以下**

压力控制得很好。在保持此状态的基础上，可尝试培养新的兴趣。

压力是现代人的大敌，是万病之源

◎压力会导致抑郁症，压力还是生活习惯病的诱因

对现代人来说，最难对付、危害最大的就是压力。

压力的恐怖之处在于，其出现于无形，且在不知不觉中就给身体带来了严重影响。最为直接的证据就是日本每年的自杀人数有3万人之多。也就是说，近些年来，每年选择自行了结性命的人数比因交通事故死亡人数的3倍还要多。因此，日本也是世界上有名的"自杀大国"。据调查，70%的自杀者是因抑郁症而导致自杀，而抑郁症的最大病因就是压力。

根据日本厚生劳动省的调查（2009年国民健康、营养调查）结果显示，最近1个月内"感到压力很大"的男性比例为15.0%，女性为16.9%；"感到有些压力"的男性比例为42.9%，女性为47.2%；"几乎没有压力"的男性比例为27.8%，女性为25.1%；"完全没有压力"的男性比例为14.3%，女性为10.7%。整体来看，"感到有压力"的男性比例达到了57.9%，女性甚至达到了64.1%。此项调查是以二十几岁年龄段男女为调查对象进行的全国性调查，如果再算上居住在大城市中竞争激烈的中年男女以及正在养育子女的母亲们，"感到有压力"的占比毫无疑问会更多。

如果长期处于巨大的精神压力下，不仅会导致抑郁症和神经方面出现问题，还有可能引发各种各样的生活习惯病。压力才是万病之源，也是现代人健康的敌人。因此，要想改善高血糖，消除压力是条件之一。

◎被告知"血糖偏高，建议进行治疗"之时，患者会产生巨大压力

压力导致高血糖（也就是高血糖及糖尿病）发病的机理，我们会在下面的章节中详细说明。在此之前应该了解的是，拿到体检报告时，当看到有超出标准值的项目以及建议进行"复查"的结果时，当事人也会产生极大的压力。而且，一旦被告知自己"血糖偏高，不排除糖尿病的可能"，患者也会产生极大的心理负担。

此外，在进行饮食疗法与运动疗法的时候，抱着"必须要这么做"的想法而有意识地控制自己不断努力，这本身也是一种压力。

包括上述各种压力在内，生活中处处皆是压力，因此，需要学会应对和控制各种压力。

■ 最近1个月内感受到压力的人数比例（％）

年龄（岁）	男性				女性			
	完全没有	几乎没有	有些压力	压力很大	完全没有	几乎没有	有些压力	压力很大
20～29	6.3	22.6	50.1	21.0	4.8	19.8	53.3	22.1
30～39	8.6	22.4	48.5	20.6	5.6	19.1	56.0	19.3
40～49	9.8	18.8	48.0	23.4	6.2	20.1	50.2	23.5
50～59	9.5	27.2	46.7	16.5	6.1	21.2	54.0	18.8
60～69	17.2	33.7	39.0	10.0	10.3	29.9	44.0	15.8
≥70	24.9	34.0	33.9	7.1	21.9	31.9	36.4	9.8

（数据来源于日本厚生劳动省2009年国民健康、营养调查结果）

压力与血糖的密切联系

◎压力会导致自主神经系统受损，给身体带来各种不适

多项研究、调查以及动物实验等已经证明，压力会给身体带来不好的影响。上节也提过，如果长期生活在巨大的压力下，会对身心皆造成严重的危害。在心理方面，可能导致抑郁症或是精神方面的病症；在身体方面，有可能引发各种各样的生活习惯病。

那么，压力究竟是如何引发生活习惯病，尤其是高血糖及糖尿病的呢？

首先，需要说明的是，长期处于巨大的压力下，可导致自主神经系统以及内分泌系统出现紊乱。自主神经系统起着调节体内器官运作的功能，掌管着人体呼吸、脉搏、血压、体温、发汗、排尿、排便等多种职能。一旦因压力出现紊乱，身体便会出现各种各样的不适症状。

◎压力导致内分泌失调，血糖控制失衡

内分泌系统包括下丘脑及脑垂体、甲状腺及甲状旁腺、胰腺、肾脏、肾上腺、睾丸等各种器官及腺体分泌的十多种激素。众所周知，要想维持体内平衡，激素必不可少，一旦缺失，会造成多种严重后果，甚至可能危及性命。

压力可导致这些激素的分泌出现紊乱。例如，正常情况下，体内血糖升高时，神经系统和内分泌系统会发出指令，或者增加胰岛素的分泌，或者减少导致升血糖物质（胰高血糖素、肾上腺素）的分泌量，进而达到控制血液中血糖的目的。但是，一旦内分泌激素因压力出现紊乱，这种机制便无法正常运作。如此一来，便无法有效控制血糖，导致血糖持续升高。

◎压力可导致暴饮暴食和吸烟等不健康的生活习惯

　　此外，压力还可助长暴饮暴食和吸烟等不健康的生活习惯。暴饮暴食是肥胖的首要病因，摄入过多脂肪含量高的食物，会加速血脂异常及高血糖的恶化。而吸烟不仅会导致身体免疫力下降，还有可能引发高血压、动脉硬化等疾病。

　　"压力只会带来精神上的危害"这种想法是大错特错的。还望大家正确认识压力的危害，并积极努力地排解压力。

■ 压力对身心造成的影响

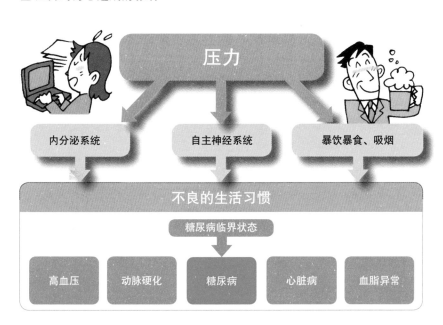

寻找适合自己的压力排解方法

◎从进餐、休息、睡眠、沐浴等最基本的生活习惯入手，排解压力

排解压力，没有适合所有人的万能之法。每个人都需结合自身的生活方式，依据个人的喜好找出适合自己的方法。大家在日常生活中应尽量做到以下几点，积极努力地排解压力。

●膳食营养均衡

击退压力的根本，在于健康、规律的生活方式。

尤其需要注意的是饮食。人体一旦感到压力，便会分泌各种激素，自主神经也会高度紧张，结果会导致食欲减退，消化吸收变差，此时，更需要充足的营养。不能很好进食的人，也不能很好地抵抗压力，因此，应做到营养均衡地进食。

●劳逸结合

很多人"只知一味工作，不会休息"。虽说勤奋是一种值得称赞的精神，但是如果勉强自己过度劳累，会造成压力不断积聚。建议大家"劳逸结合"，在感到疲劳之前通过运动或是其他兴趣放松身心。

●保证充足的睡眠

睡眠不足，无法完全缓解疲劳，精力也不充足。近期的许多研究数据都表明，睡眠不足是导致高血压及高血糖恶化的主因之一。睡眠如此重要，但是现代人的睡眠质量却在一直下降。建议睡眠质量不佳的人，摒弃"夜猫子"的生活方式，养成早睡早起、规律的睡眠习惯（参考p.134）。

●沐浴

沐浴是缓解疲劳的"特效药"。每日舒舒服服地洗个澡，可以放松身心、排解压力。如果条件允许，最好养成泡澡的习惯。将整个浴室弄得温暖一些，将心窝以下包括下半身在内，在37～40℃的温水中泡上20～30分

钟，可以刺激副交感神经的活跃度，达到放松身心的效果。

　　还可以往浴缸里滴入几滴有舒缓作用的精油，比如说薰衣草精油，既能享受芳香气味，又可提升排解压力的效果。

■ 结合自身的生活方式选择减压方法

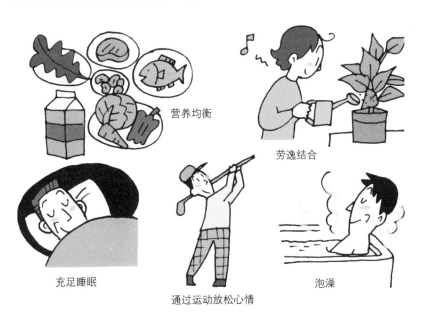

营养均衡

劳逸结合

充足睡眠

通过运动放松心情

泡澡

不起眼的小方法，舒缓身心功效大

◎ 散步、唱歌、聊天也是有效的减压之法

虽说兴趣和运动是极佳的减压法，但是对于忙于工作和家庭的现代人来说，有时确实难以做到。有些人没有多余的时间和金钱，此外，还有相当一部分中年人，由于年轻时一直专注于工作，所以也没有什么可以称得上有兴趣的爱好。

那么，对于只喜欢去酒馆喝酒、看电视，没有什么机会去运动和旅行的人来说，就无法排解压力了吗？当然不是。例如，如果能结合自身的喜好和生活条件，充分利用下面介绍的几种不起眼的小方法，也能起到很好的减压效果。

●散步　休息日的时候，不管多疲倦、多困，也应到外面逛一逛。即使只是在街边或是公园散散步，也能达到放松身心的效果。

●亲近自然　虽然我们无法深入大自然，但是可以前往近郊或附近的公园，应养成经常亲近自然的习惯。

●寻找一个自己喜欢的场所　尝试寻找一个自己喜欢的位置，享受只属于自己的时光，这个位置可以是附近公园中位于一角的长椅，也可以是站前咖啡厅最里边的位置……

●享受音乐　音乐的治愈能力非常强大，无论是通俗歌曲还是爵士、古典、民谣等风格，用自己的方式尽情享受音乐的魅力吧。

●大声发泄　可以通过唱歌以及观看运动比赛时大声呐喊的方式，将压力发泄出来，这种减压方法效果一流。

●享受芳香　芳香疗法是一种十分轻松又很有效的放松方法。不妨尝试一下下班回家后以及休息日的时候沉浸在喜欢的味道中的感觉……

●烹制料理　即使是平日不怎么做饭的男性，也可尝试一下在休息日烹制一桌料理，也许会有意想不到的效果。再叫上三五好友，一定会非常热闹。

●享受与朋友聊天　有事没事，找朋友聊聊天，在轻松愉快的氛围下，压力自然而然就会减轻。

●参加感兴趣的社团　积极参加当地公共团体组织的舞蹈、诗歌、陶艺等各种活动，迈出培养兴趣的第一步。

●养宠物　不知道为什么，在饲养了小狗、小猫、小鸟、金鱼等动物之后，脸上的笑容会增多，心态也会越来越好。喜爱动物的人士一定要尝试一下这种方法。

●养植物　就算没有院子，也可以在阳台或是厨房一角养些花草，这会为你的生活带去一抹亮色。

■ 仅仅通过散步、聊天便可排解压力

结合自身的喜好以及生活条件，选择减压之法

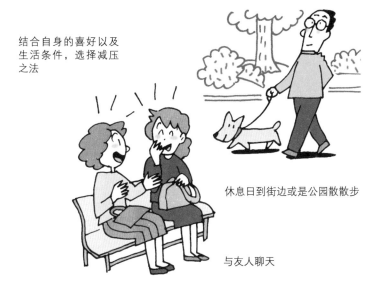

休息日到街边或是公园散散步

与友人聊天

科技进步导致现代人压力大增

电脑的普及率现在已非常高，随着电脑在生活中的作用越来越重要，"高科技恐惧症"也逐渐成为职场中十分严峻的一个问题。所谓的"高科技恐惧症"，指的是伴随着职场急速计算机化而产生的精神负担。如不能有效应对，很有可能发展为心理疾病。

其中最为常见的发病原因是：由于不能熟练操作电脑以及相关机器，导致无法顺利完成工作，在这个过程中压力逐渐累积进而最终发病，此病多见于中老年人群。好像一直以来积累的工作经验被全盘否定了一般，有这种感觉的人不在少数，到公司后只要一坐在电脑前，心情顿时会变得很糟糕，情况严重的，甚者有可能会恶化为其他严重的疾病。

而在能熟练操作电脑的年轻人中，患上心理疾病的人数也在不断增加。其中最具代表性的病症之一为"网络成瘾综合征"，表现为不上网就会不安，把工作丢在一边沉迷于网络、宅在家里上网不愿出门；除此之外，另一代表病症为"屏幕综合征"，表现为长时间操作电脑导致头痛、肩酸、腰痛、眼干等身体异常。

因此，应充分认识到自己正处于严峻的压力环境中，并积极努力减压。

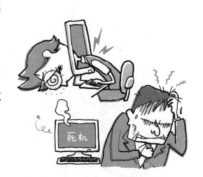

第七章

审视日常生活，
控制血糖

健康程度自测表

测一测你是否需要"改善生活习惯"

请在以下10个描述中，选出符合你情况的项目，在前面的方框中打"√"，并统计出"√"的数量。

- □ 起床时间不固定。
- □ 排便时间不规律。
- □ 没有午睡的习惯。
- □ 喜爱甜食，戒不掉吃零食的习惯。
- □ 不喜欢泡澡，经常一冲了之。
- □ 很少在晚上12点之前睡觉。
- □ 经常晚睡晚起，过的是"夜猫子"生活。
- □ 睡眠时间不足。
- □ 虽然想戒烟，但总是戒不掉。
- □ 工作很忙，生活不规律。

评定：

● **"√"数量在8个以上**

此种生活习惯给身心带来的负担很大，血糖急速上升的风险也很大，应重新审视自己的生活习惯并尽早改善。

● **"√"数量为4~7个**

现代人的基本模式，潜藏着危险因子，不知何时就会爆发，应从能做到的地方开始慢慢改善。

● **"√"数量在3个以下**

此种生活习惯没有太大的问题，但是，如果在涉及吸烟和睡眠不足的方框中打了"√"，便不能放松警惕。

要重新审视自己的生活习惯

◎疲于工作的现代人，随时都有可能患上糖尿病

到本章为止，我们讲了从饮食、运动到压力等涉及生活方方面面的问题点和注意事项。不过，应该还是会有很多人觉得"要想全部做到确实很有难度啊"。

诚然，即使体检时查出血糖偏高，有发展为高血糖及糖尿病的风险，也很难立即改掉所有的问题。除非是性命危在旦夕，必须马上开始行动起来，如果仅仅是血糖稍高，就没有那么迫切了。此外，由于并没有疼痛、难受等自觉症状，所以很容易就会放松对自己的控制管理。

而且，多数现代人每天忙于工作与家庭，在某种层面上来看，是以牺牲健康为代价的。工作、人际关系、育儿等家庭内部压力毫不留情地压在身上。可以说，每个人都生活在随时有可能成为高血糖及糖尿病患者的状态之下。

◎改掉最在意的三种不良生活习惯

那么，到底应该怎么做呢？首先，应该重新审视一遍自身整体的生活习惯，并将所有符合书中不良习惯的项目全部列出来。如此，可以充分了解自己的生活究竟有多么不健康，然后从中选出自己最在意的三点，并从改善这三点开始努力。

例如，如果选的是过食、饮酒过量、夜生活导致睡眠不足这三点的话，则分别采取下列应对之法：① 吃饭八分饱，戒掉吃零食的习惯；② 努力减少饮酒量，每周保证有2天肝休日；③ 养成每天晚上12点前睡觉的习惯。而剩余的问题，可暂时无视，如此坚持1个月。

实际上，通过这种"不完全"的应对之法成功实现降血糖的患者不在少

数，可见其效果很明显。而且更为重要的是，如果成功改善这三个问题并养成习惯之后，1个月之后还会有继续挑战其他问题的欲望。

关键在于，要从自己能够做到的地方开始着手，不断提升自身的健康意识，一步一个脚印慢慢来。

■ 改善生活习惯从能做到处着手

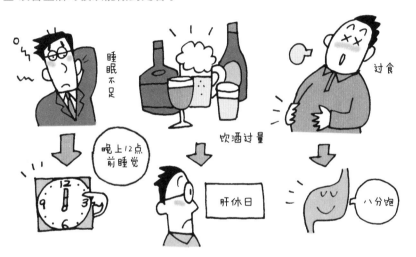

即使不良的生活习惯有5~6个，也只从中选出最为在意的三个，
然后集中精力改善，此法效果颇佳。

一旦吸烟引发并发症，应立即戒烟

◎尼古丁等有害物质可引发血管损伤

事实上，烟雾中含有约4000种化学物质。其中，对健康危害最大的是尼古丁、焦油和一氧化碳这三种物质，它们也被称作"三害"。

最为恐怖的是，尼古丁是一种剧毒物质，每1kg体重只需摄入1mg，便足以使人致命。尼古丁可使血管收缩，进而导致高血压及心肌梗死，还会使人上瘾。

焦油中含有致癌物质，可诱发包括肺癌、喉头癌、食管癌在内的多种癌症。据说，每日吸10根以上烟的人，患上肺癌的风险是不吸烟的人的4倍，而吸50根以上的人，患上肺癌的风险为不吸烟的人的15倍。

一氧化碳是一种有毒气体，一旦进入血液中，便会与担负运送氧气的血红蛋白结合，导致体内出现慢性缺氧状态。

如此看来，烟简直是各种危害身体健康要素的大集合，而且更为严重的是，烟还会给糖尿病潜在患者及糖尿病患者带去不好的影响。

我们在第一章中讲过，糖尿病潜在患者及糖尿病患者会出现各种血管损伤症状。这与吸烟的危害机制是相同的，也就是说，如果高血糖患者吸烟，会大大提升心肌梗死、脑梗死、糖尿病肾病、糖尿病视网膜病变、下肢闭塞性动脉硬化症等血管损伤性并发症的风险。

◎让医生指导戒烟，重在尝试，即使失败也无须在意

不要轻言放弃戒烟，不妨下定决心试上一试。对戒烟不自信的人，还可以去专门的医院，让医生指导戒烟，最近采用这种方法的患者人数不断增多。专业医师会指导患者使用各种有效的戒烟方法，比如使用含有尼古丁成分的口香糖及戒烟贴，如此可减轻戒烟时的痛苦，而且在患者快要放弃

的时候，提供耐心的心理辅导。

　　当然，依靠自己的力量也是可以成功将烟戒掉的。只要下定决心，再搭配各种可以分散注意力的方法，就一定能够成功戒烟。除了吃糖、嚼口香糖、喝凉水、吃海苔丝等方法之外，刷牙和散步也很有效果。此外，还可不断缩小可吸烟的场所，例如，家里及工位上不能吸烟、走路时不能吸烟等。

　　即使戒烟失败了也无须过于介意。很少有人能够1次就成功，大部分人都要经过3～4次，乃至10次以上的尝试才有可能成功。不妨抱着轻松的心态，多尝试几次。

■ 香烟"三害"

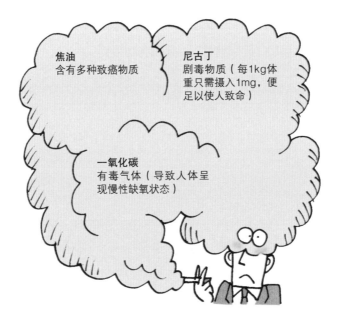

焦油
含有多种致癌物质

尼古丁
剧毒物质（每1kg体重只需摄入1mg，便足以使人致命）

一氧化碳
有毒气体（导致人体呈现慢性缺氧状态）

被医生建议参加"健康教育"时怎么办

◎有时身体并没有特别大的问题，也被建议参加健康教育培训

确诊为糖尿病的患者中，有些人会被建议住院接受治疗。有时明明没有糖尿病特有的自觉症状，但也会被建议参加健康教育培训。

其实，这种培训是为了让其掌握应对糖尿病的必要知识，即"糖尿病健康教育"。

糖尿病是一种生活习惯的改善与治疗效果密切相关的疾病。"教育培训"有助于患者更好地了解改善生活习惯的重要性，同时还可以了解自己目前正处于疾病的哪个阶段，这些知识对接下来的治疗有很大帮助。

不同的医疗健康教育机构，培训的时长也会有所不同，大部分为3天或是1周，也有为期2周的培训。

◎如果被建议参加"健康教育"，还请务必接受

俗话说："糖尿病的主治医生就是患者自己"。这是因为，在糖尿病的治疗过程中最为关键的生活习惯的改善，需要患者自己行动起来才能得以实现，医生及其他人员只是起辅助的作用。而糖尿病健康教育正是一个可以将患者与医生紧紧联系在一起的机会，有助于医患齐心合力、共抗病魔。

因此，在被医生建议参加健康教育的时候，还请务必接受医生的建议。

■ 糖尿病患者健康教育日程表（以为期2周的培训为例）

*不同的医疗机构，糖尿病患者的健康教育日程表也会多少有些不同。但是总体而言，所有医疗机构实施健康教育的目的都是一样的，都是为了帮助患者了解糖尿病的基础知识，掌握自己控制血糖的具体方法以及了解各自的病情。

		上午	用餐时	下午
第1周	周一	●参加培训说明 ●进行基本检查 （胸透、尿检、心电图等）	—	●学习：关于糖尿病的相关知识 （讲解人：医生）
	周二	●憋尿检查 （前日晚上10点～第二日10点） ●血液检查	菜单的说明	●学习：《食品交换表》的使用方法（1） （讲解人：营养师） ●步行
	周三	●学习：关于饮食疗法 （讲解人：医生）	菜单的说明	●学习：《食品交换表》的使用方法（2） （讲解人：营养师） ●步行（以下每日都相同）
	周四	●学习：运动疗法的理论与实际 （讲解人：医生）	菜单的说明	●学习：调味料及盐的摄入方法 （讲解人：营养师）
	周五	●学习：药物疗法相关知识 （讲解人：医生）	菜单的说明	●学习：油的摄入方法 （讲解人：营养师）
	周末	休息		
第2周	周一	●学习：血糖控制的指标与目标 （讲解人：医生）	菜单的说明	●学习：糖尿病并发症（1） （讲解人：医生）
	周二	●学习：糖尿病并发症（2） （讲解人：医生）	菜单的说明	●学习：在外就餐时的注意事项 （讲解人：营养师）
	周三	●学习：并发症早发现的必要性 （讲解人：医生）	菜单的说明	●学习：如何制订饮食计划 （讲解人：营养师）
	周四	●学习：足部保养、刷牙方法、预防感染的方法 （讲解人：护士）	菜单的说明	●学习：自己制订饮食计划 （讲解人：营养师）
	周五	●学习：应激状态的应对方法 （讲解人：医生）	菜单的说明	●学习与讨论：糖尿病与人生 （讲解人：医生、护士、营养师）
	周六	●培训结束检查 （主要进行血糖等血液检查）	—	—

*除了上述项目，有些机构还有为了观察日内血糖变化的检查以及其他个别追加检查等项目。

第七章 审视日常生活，控制血糖

保证睡眠质量的
"早、中、晚"原则

◎决定早起时间，告别"夜猫子"生活

睡眠对于维持身体健康、保持旺盛的精力非常重要。影响睡眠质量的因素有很多，除了生活压力过大之外，"夜猫子型"的生活习惯也是一大原因。

长期过"夜猫子型"生活的话，体内的生物钟会发生紊乱，使人变得如夜行性动物一般只在夜间才活跃。而这样造成的后果就是，给身心带来很大的负担，甚至有可能引发抑郁症等疾病。

对于已经习惯"夜猫子"生活的人来说，应尽快恢复到正常状态。最有效的方法是确定一个早起的时间，然后绝对遵守。例如，如果每天都坚持早上7点起床，那么晚上自然会在12点之前就去睡觉了。对于苦恼于长期加班导致生物钟紊乱的人，只要严守每日的早起时间，很快便能回归到正常状态。

◎参考90分钟睡眠循环周期，确立睡眠习惯

在确定早起时间的时候，大家可以参考"90分钟睡眠循环周期"理论。其实，睡眠分为深睡眠的非快速动眼睡眠和浅睡眠的快速动眼睡眠两种。晚上睡觉时，这两种睡眠状态以每90分钟为一组交替出现。

因此，以90分钟为单位确定睡眠时长以及起床时间最为理想。举个例子，如果晚上11点睡觉，那么早上就可以定6:30起床，因为这样的话，睡眠时长就为90分钟的5倍（整数倍）了，也就是7个半小时。

■ 保证睡眠质量的"早、中、晚"原则

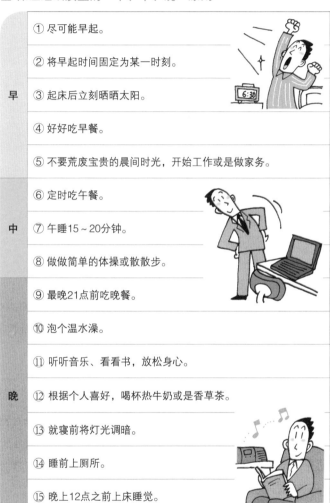

早	① 尽可能早起。
	② 将早起时间固定为某一时刻。
	③ 起床后立刻晒晒太阳。
	④ 好好吃早餐。
	⑤ 不要荒废宝贵的晨间时光，开始工作或是做家务。
中	⑥ 定时吃午餐。
	⑦ 午睡15～20分钟。
	⑧ 做做简单的体操或散散步。
晚	⑨ 最晚21点前吃晚餐。
	⑩ 泡个温水澡。
	⑪ 听听音乐、看看书，放松身心。
	⑫ 根据个人喜好，喝杯热牛奶或是香草茶。
	⑬ 就寝前将灯光调暗。
	⑭ 睡前上厕所。
	⑮ 晚上12点之前上床睡觉。

击退活性氧，让血液变清爽

◎活性氧可使身体"生锈"，加速动脉硬化

随着饮食的逐渐西化，脂肪的摄入量大大增加。此外，由于甜食以及水果的食用量增多，导致砂糖和果糖也出现摄入过量的现象，再加上运动不足等因素，会导致血液黏稠。近年来，高血糖和血脂异常患者急剧增加，由于高血糖和血脂异常本身就会对血管造成损伤，所以如果出现血液黏稠的状况，一定要更加注意。由此，还请大家在日常生活中务必要注意饮食和运动以保证血液清爽。

关于饮食和运动，在之前的章节中我们已经做过详细的说明了。除此之外，日常生活中还可能潜伏着意想不到的"埋伏"，希望各位一定要提高警惕。

其中，最大的"埋伏"就是活性氧。活性氧是近年来一个非常热门的话题，相信很多人对其已有所了解。简单地说，活性氧就是人体内一种非常可怕的自由基。它会毫不留情地攻击细胞，使之氧化，从而导致身体机能下降。

所谓氧化，就是"生锈"的意思，正如铁等金属会生锈，切开的苹果放置一段时间后表面会变成褐色一样，人体也会受到活性氧的侵袭。

活性氧增加以后，体内的"锈"也会增多，进而导致身体老化。最为恐怖的是，活性氧会损伤血管，加速动脉硬化。对高血糖人群来说，是合并心肌梗死、脑梗死等严重并发症的要因。不过，反过来说，只要能击退活性氧，便可阻止高血糖并发症的发病。

研究表明，造成体内活性氧增加的三大罪魁祸首分别是压力、吸烟以及紫外线。关于压力和吸烟，我们已在之前的章节中详细讲过，这里就不再赘述了。而关于紫外线，这里要提醒各位男士，由于男士很少打伞或是涂

抹防晒霜，所以应格外小心。4月份到9月份的阳光很强，建议此期间内采取必要的防护手段，比如戴帽子等。

◎ 每日2升水，防止血液黏稠

要避免血液过于黏稠，补充水分最为重要。例如，炎热的夏天打一场高尔夫球后，由于出了很多汗，体内水分大量蒸发，所以与运动前相比，运动结束后的血液黏稠度会噌的一下窜上去。因此，运动时需要补充大量的水分。当然，平日也要随时补充水分，保证血液清爽健康。

■ 导致活性氧增加的三大罪魁祸首

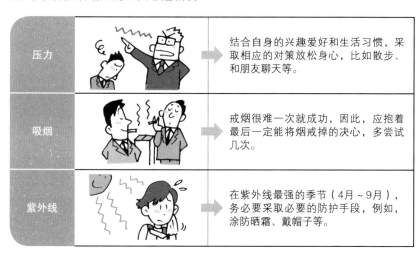

压力		结合自身的兴趣爱好和生活习惯，采取相应的对策放松身心，比如散步、和朋友聊天等。
吸烟		戒烟很难一次就成功，因此，应抱着最后一定能将烟戒掉的决心，多尝试几次。
紫外线		在紫外线最强的季节（4月～9月），务必要采取必要的防护手段，例如，涂防晒霜、戴帽子等。

持续高血糖可导致各种感染性疾病

◎血糖控制不佳时，身体抵抗力下降

持续高血糖，会导致血液中的白细胞的机能衰退，使得人体抵抗力下降，易患上感冒等感染性疾病。有研究结果表明，不能有效地控制血糖，导致空腹血糖无法降到200mg/dl（11.1mmol/L）以下的患者，其抗感染能力仅为正常人的一半。

如果抗感染能力下降，那么一旦得病，要想痊愈也就更难。此外，患上感染性疾病，胰岛素的运作能力也会下降。如此一来，便更难有效地控制血糖。

无法有效地控制血糖，身体的抗感染能力更弱，导致感染性疾病及糖尿病病情恶化……也就是说，如果不能有效地控制血糖、不采取必要的措施，便会陷入可怕的恶性循环之中。

如果是糖尿病潜在患者，应该不会出现如此严重的情况，但如果是已确诊的糖尿病患者，则需万分小心。

◎持续高血糖易引发的感染性疾病竟有如此之多

除了被称作"万病之源"的感冒之外，感染性疾病还有许多种类。如果高血糖状态持续，便很容易感染这些疾病。稍不注意，就有可能集多种感染性疾病于一身。

持续高血糖可导致足部感染，进而演变为坏疽，更有甚者最后需要进行截肢手术（参考p.142）。

为了避免出现上述可怕的状况，首要的便是将血糖降至并维持在正常水平或接近正常水平。此外，要想提高抵抗力，还需要保证营养均衡。

有一点还请各位记住，即使我们再努力避免，也无法保证绝对不会得感染性疾病。不过，却可以通过努力，防止病情加重、尽早痊愈。

■ 持续高血糖可引发的感染性疾病

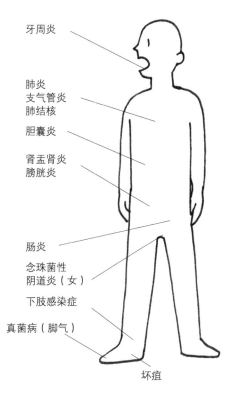

牙周炎

肺炎
支气管炎
肺结核

胆囊炎

肾盂肾炎
膀胱炎

肠炎

念珠菌性
阴道炎（女）

下肢感染症

真菌病（脚气）

坏疽

■ 如何预防感染性疾病

- 有效地控制血糖。
- 保证营养均衡。
- 保持身体清洁。
- 保证生活规律。
- 保证充足的睡眠和休息。
- 即使是小伤口也要进行彻底的治疗。
- 采取有效的应对感冒的对策。
- 一旦感染应尽早地接受治疗。

"3个3+1"刷牙法

◎持续高血糖易引发牙周炎

医学上将牙龈炎和牙周炎等位于牙齿周围牙龈处发生的感染性疾病统称为牙周病。如前节所述，持续高血糖可导致身体抵抗力下降，进而易出现牙周病。

在日常生活中，我们可以发现许多糖尿病患者有牙齿脱落的现象，满口假牙的情况也不少。造成这种现象的原因就是大家对牙周病没有给予高度的重视。

即使没患糖尿病，如不注意对牙齿和牙龈的保养，也很容易引发牙周病。更不用说糖尿病及其潜在患者了。此外，牙垢（也叫牙石）被称为口腔细菌的温床，因此，还应定期前往牙科除牙垢，因为牙刷是无法清除牙垢的。

◎每日刷牙应做到"3个3+1"

在对糖尿病患者进行刷牙指导的时候，很多患者都会很自信地说道："我每天早晚都很认真地刷牙"。然而，仅仅如此是不够的。

医生在对糖尿病患者进行指导时，常会用到"3个3+1"的说法。所谓的"3个3+1"，就是"一日3餐后，饭后3分钟内，每次刷3分钟以上，入睡前再刷1次"。如果吃了点心，应该再加1次。只有做到这些，才称得上足够。

刷牙的方法也很重要。应该选择哪种牙刷？如何正确使用牙刷？牙间刷如何使用？如果对上述问题有疑惑，最好前往牙科接受专业的指导。

◎前往牙科就诊的时候，说明糖尿病的病情

糖尿病患者前往牙科就诊时，有时会被问到血糖的控制情况。因为，如果血糖控制情况不佳，贸然进行治疗可能会出现各种问题，比如细菌会从

伤口处侵入体内，伤口恢复很慢，容易引发败血症等。

　　一般情况下，会被问到糖化血红蛋白值（参考p.26），此时，如实回答便可。有时，牙医会与糖尿病的主治医师商量之后，再开始治疗牙齿。

■ 刷牙用品的选择及使用方法

牙刷
- ●选择刷头较小的牙刷，这样可以清洁到口腔内的各个角落。
- ●选择刷毛较软的牙刷、牙间刷、牙线。

牙膏
- ●可随自身喜好选择牙膏，也可不用牙膏直接刷牙。
- ●尽量选择不含研磨剂的牙膏。

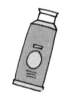

牙间刷、牙线
- ●选择用起来顺手的即可。
- ●外出时也方便使用，可随身携带。

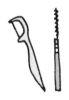

漱口水
- ●适用于不方便刷牙的时候。
- ●可随身携带小包装的漱口水，外出时使用十分方便。
- ●无法完全替代刷牙。

为什么要做好"足部保养"？

◎如果对糖尿病放任不管，严重者可导致截肢

不知各位是否听过因为糖尿病导致截肢的例子，为了防止出现此种状况，平日就应做好足部保养。

我们在第一章中关于糖尿病并发症（p.22~23）的部分作过阐述。一旦糖尿病神经病变并发闭塞性动脉硬化，轻微受伤便可使病原菌在足部繁殖，严重者可导致化脓。如果继续恶化，可引发坏疽，甚至不得不"截肢"（大多数为下肢）。

不过，这种情况多见于糖尿病病情十分严重，且各种并发症依次出现的患者。很少会出现在糖尿病潜在患者身上。但是，各位切勿掉以轻心，因为如果不能有效地控制血糖，最终仍然有可能演变为上述可怕的结果。

◎小伤口也要彻底治疗

做好足部保养的关键在于平日要时常仔细观察足部。除了一般的划伤、扎伤之外，还应多加注意茧子、鸡眼、脚气、鞋导致的脚部磨损、低温烫伤等足部损伤。

一旦发现有损伤，即使是小伤口，也要仔细清洗消毒，采取相应的措施，直至痊愈。这里的"痊愈"指的是直至伤口处的结痂自然脱落。

■ 足部保养的方法有哪些?

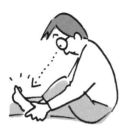

每天仔细观察足部。

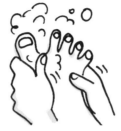

每天认真洗脚，包括搓洗脚趾。

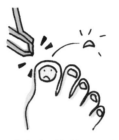

剪脚趾甲的时候不要剪得过深。

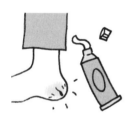

在脚后跟等容易开裂的地方涂抹保湿霜。

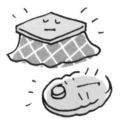

注意不要被热水袋和电热毯等低温烫伤。

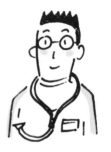

一旦发现异常，立即前往医院就医。

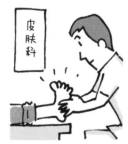

如果有茧子、鸡眼、脚气等问题，请务必前往皮肤科接受治疗。

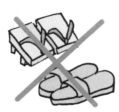

选择合脚的鞋。尽量不穿木屐和凉鞋。

穿鞋之前要穿袜子。

专题 7

旅行时也不能过食、过饮，可坚持早起散步

由于旅行是最好的减压方法之一，很多人都会努力创造机会出门旅行，但是在远离日常生活束缚的同时，有几点还请大家务必注意。因为越是悠闲地享受旅行，越容易心生大意。

首先，旅行少不了美食，看着各种各样的美味，一不小心就会吃多了。其次，由于不用担心第二天的工作和家务，心态一放松也很容易过饮。再次，可以随便泡温泉，这样，身心都会处于极度慵懒的状态。

看到这，相信有些读者会想：偶尔放松一下又有什么不行的呢？我十分理解大家的这种心情，但是1~2天的话还好，如果时间再长一些，好不容易坚持下来的节食和运动习惯就中断了。

结果就是血糖和体重大幅度上升，回家之后，还要辛苦地使其恢复至正常水平。尤其是糖尿病患者，更需要积极努力地回到正轨。

因此，即使在旅行的时候，也要注意不能过食、过饮，而且应想办法尽量保证生活习惯的延续，比如早起后可以沿着住的地方散步等。

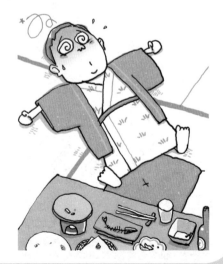

第八章

高血糖及糖尿病的科学疗法

健康程度自测表

测一测你的"治疗适应程度"

请在以下10个描述中，选出符合你情况的项目，在前面的方框中打"√"，并统计出"√"的数量。

☐ 按时吃药。

☐ 严守医生嘱咐的用药量。

☐ 不会随意变更用药的时间和药的用量。

☐ 即使血糖有所下降，也不会改变良好的生活节奏。

☐ 不认为吃药、接受腺岛素注射很悲惨。

☐ 即使有人推荐一些民间偏方，也绝不盲从。

☐ 抱着"脚踏实地地治疗比任何民间偏方都要有效"的想法。

☐ 希望能和其他患者沟通交流。

☐ 对医生的建议有疑问的时候，会进行追问，直至完全弄懂。

☐ 希望和医生建立相互信赖的关系，共同应对疾病。

评定：

● **"√"数量在5个以下**

与医生没有形成很好的信赖关系，有必要再次确认治疗的意义和目的。

● **"√"数量为6~9个**

对于治疗有自己的思考，这点很好，但是切勿随意自行做决定，应加强同医生的沟通交流。

● **"√"数量为10个**

非常配合治疗的患者。坚持下去，逐步改善生活习惯，击退高血糖及糖尿病。

治疗的根本在于生活习惯的改善

◎控制血糖，关键在于"饮食"和"运动"

说到底，高血糖及糖尿病就是一种生活习惯病。因此，应从改善生活习惯着手。具体来说，就是改善"饮食"习惯和"运动"习惯。如果处于糖尿病发病前的潜在阶段，只要充分注意前面章节中提到过的各个问题点，同时严格执行饮食疗法和运动疗法，大部分的人都能将血糖控制在正常范围内。

此外，即使是已经确诊的糖尿病患者，只要认真实行饮食疗法和运动疗法，近半数的人也可做到有效地控制血糖，不用担心可怕的并发症，如正常人一般生活。

但是，如果单纯依靠饮食疗法和运动疗法无法有效地控制血糖的时候，就需要进行药物疗法。顾名思义，药物疗法就是通过使用药物将血糖控制在正常范围内的治疗方法，主要分为两种：一种是口服降糖药，另一种是注射胰岛素。

那么，降糖药及胰岛素又分别是在什么情况下使用的呢？首先，降糖药用于已经很努力地实行饮食疗法和运动疗法了，但是血糖还是下不去的时候。

而在以下几种情况下，就需要注射胰岛素了：降糖药也无法使血糖降至正常值、胰岛素分泌极端不足、高血糖已经恶化至无法继续放任的状态、并发症发病的风险非常高、急需预防已经发病的并发症等。

即使通过药物疗法使血糖降至正常值，仍需严格执行饮食疗法及运动疗法。

在听到药物疗法的时候，相信有些人会产生"什么啊，原来还有药物疗法啊，那不如从一开始就使用药物疗法好了"的想法。但是，需要告诉各位的是，这种想法可谓大错特错。因为高血糖及糖尿病是一种生活习惯病，而不是由细菌感染引起的疾病（比如说肺炎等），与那些需要通过借助抗生素消灭细菌的疾病有着本质的区别。而且，糖尿病临界状态人群本身就不属于药物疗法的治疗对象。

而且，糖尿病患者即使通过药物疗法已将血糖降至正常范围内，但如果中断了饮食疗法和运动疗法，血糖仍会再次升高，胰腺分泌胰岛素的机能也会下降。其结果就是：血糖恢复高值，病情恶化。

综上，正确的做法应该是将药物疗法与饮食疗法、运动疗法结合起来。在血糖被稳定控制住后，也可尝试中止药物的使用。总之，要想治疗效果好，必须要有耐心和毅力。

■ 糖尿病的药物疗法需以饮食疗法和运动疗法为前提

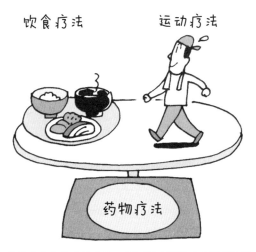

糖尿病患者的药物疗法，需以不中断饮食疗法和运动疗法为前提。因为即使通过药物疗法暂时将血糖值降下去，如果中断饮食疗法和运动疗法，也会很快反弹回来。

糖尿病药物疗法的基础——口服药

◎口服降糖药有四种类型

在饮食疗法和运动疗法都无法有效地控制血糖的时候，就需要用到口服降糖药。口服降糖药主要有以下4种类型：

① 促进胰岛素分泌的药物。

② 增强胰岛素功效，改善胰岛素抵抗的药物。

③ 延缓碳水化合物在肠道内的分解，抑制餐后血糖升高的药物。

④ DPP-4抑制剂。DPP-4（二肽基肽酶-4）是一种分解酶，会影响肠促胰岛素（一种促进胰岛素分泌的激素）发挥功效。

其中，③是一种可以减缓葡萄糖（碳水化合物被消化分解后的生成物）的吸收速度，改善餐后高血糖的药。④有抑制低血糖的功效，最近受到人们的广泛关注，也开始被大量应用。

除此之外，最近也开始使用肠促胰岛素类注射药物。而且，一种通过促进尿糖排泄达到降糖目的的药物也将于近期上市。

应根据患者的病情及症状选择降糖药，有时不仅需要服用某一种，可能还需要多种药物搭配服用。

不过，任何降糖药都只有降血糖的功效，无法从根本上治愈糖尿病。而且即使血糖值降下来了，也不能放纵饮食和饮酒，还请各位千万牢记。

◎如果不遵医嘱，不仅没有效果，还可能带来更严重的后果

在进行药物疗法的时候，最重要的是要谨遵医嘱。因为糖尿病方面的专家医师是在充分考虑患者的病情及症状、药的种类及用量，以及何时出现何种效果的时候应该如何更改用药及用量等各个方面的综合考虑上开出的处方，这对患者来说，是适合患者病情的治疗方案。

然而，一些患者在服药一段时间后，会擅自更改药量。虽说我非常理解这些患者想通过多吃些药使血糖尽可能多降一点儿的心情，但是这样可能会造成很不好的后果，比如让医生无法准确判断最理想的药量，导致难以有效控制血糖，严重者甚至可能引发"重度低血糖"。

因此，无论是用药量还是饮食量、运动量，都应严格按照医生的指示进行。

■ 药物疗法应谨遵医嘱，做到有效、安全降糖

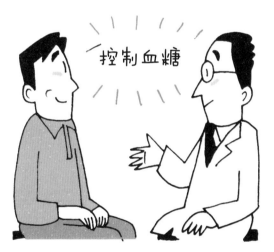

医生会充分考虑患者的病情及症状，开出最合适的处方。因此，开始药物治疗后，还请务必严守医嘱。

需要注射胰岛素时

◎使用笔型注射器，操作简单还可减轻痛苦

在胰腺的胰岛素分泌能力下降，服用口服降糖药也无法有效地控制血糖时，或者糖尿病类型为几乎无法分泌胰岛素的类型的时候，应该采用"胰岛素疗法"。这是一种患者可以自行实施皮下注射胰岛素的治疗方法。

提到胰岛素注射，最初有很多人都接受不了，感到恐惧。但是近年来，注射工具已有了很大的改善，与以前不同，现今的主流是钢笔样式的笔型注射器。针头使用的也是较细的针头，所以，痛感已大大减轻，除此之外，笔型注射器还有操作简单、便于携带的优点。

注射时可选择腹部、大腿、上臂、臀部等部位。

◎胰岛素有五种类型，可搭配使用

根据见效时间以及作用持续时长，可将注射用胰岛素分为五种类型，分别为：超速效型、速效型、中间型、长效型和混合型。

具体注射哪种胰岛素应根据患者的症状而定，不过，一般都是将不同类型的胰岛素搭配使用，比如三餐前注射（超）速效型，晚上入睡前注射长效型等。因为此种注射方式更接近正常人的胰岛素分泌模式，从而能将一整天的血糖值都控制在正常水平或接近正常的水平。

医疗工具的发展是非常迅速的，也许在不久的将来，会研出一种无须注射、更加便利的吸入型胰岛素。此外，胰岛素分泌细胞的培养和体内移植技术、干细胞的应用研究等都在进行中，也许10年到20年后，糖尿病也可以被治愈。

◎根据血糖控制的效果，甚至可以停止注射

　　如果属于1型糖尿病患者，其胰腺分泌胰岛素的能力是无法改变的，所以一生只能依赖于注射胰岛素。然而如果是2型糖尿病患者，只要有一定的胰岛素分泌能力，便可视血糖的控制效果及并发症的严重程度，酌情减少注射次数及注射量，转换为口服降糖药，甚至有可能不再进行胰岛素疗法。

■ 胰岛素的注射位置

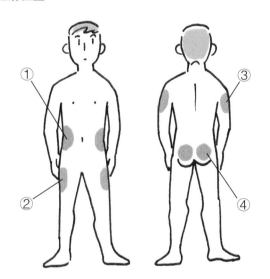

① 腹部（整个下腹部均可。不过，须避开脐部周围3cm以内的部分）
② 大腿部（上半部分外侧）
③ 上臂（外侧）
④ 臀部（后部上半部分）

●注射部位不同，胰岛素的功效也有所不同。建议选定①～④中的某一个部位，每次注射时都在该处进行。
●第二次注射时，应与第一次的注射位置保持2cm以上的距离。

进行药物疗法时要注意低血糖

◎药效过于强劲时，会导致血糖异常下降

药物疗法中的多数口服降糖药及注射用胰岛素，其功效都是降血糖。如能与进食量、进食时间及运动量、运动时间等取得平衡，便能达到"最佳效果"。

但是，一旦无法保持平衡，血糖的变化便有可能出现异常。比如，血糖异常偏低，我们将这种血糖异常低的状态称作"低血糖"。

造成低血糖的原因有以下几点。

① 身体不舒服，几乎没有进食。

② 进食量少于平日的量。

③ 进食时间晚于平时。

④ 进行了剧烈的运动（或体力劳动）。

⑤ 用药量多于平日。

⑥ 过量饮酒。

⑦ 住院前后。

低血糖分为突发低血糖和慢性低血糖两种，还请各位多加注意。

◎低血糖需要尽早应对

一旦出现低血糖，会给身体带来各种影响，进而表现出特有的自觉症状。这些症状不会自行消失，如果放任不管，只会越来越严重。如果应对不及时，最坏的情况可导致昏迷，而昏迷有时可危及性命。

因此，有必要了解低血糖的各种症状，以便出现征兆时能够即刻采取有效的对策。如果低血糖严重，可能会出现昏迷、失去意识的情况，而一旦发展成这种状况，便也无法进行自救了，如此一来，便会陷入十分危险的

境地。为避免发展至如此严重的地步，应提前设想各种可能出现的状况，并制订相应的对策。

■ 如何应对低血糖

一旦出现低血糖，首先受到影响的是自主神经，然后是中枢神经和大脑。低血糖的自觉症状也是按着这个顺序依次出现的。

轻、中度低血糖的症状

头痛、手脚发抖、心悸、浑身无力、出冷汗、犯困、视物不清、饥饿感、呕吐感等。

应对之法

● 食用10～20g砂糖，也可饮用含有等量糖分的饮料，休息一会儿。
● 如果15分钟后症状还没有得到缓解的话，就再重复一遍上面的做法。
● 正在服用有延缓碳水化合物分解作用的口服降糖药的患者，可摄入10～20g葡萄糖。

应对不及时

重度低血糖的症状

痉挛、神经错乱、胡言乱语、意识不清、身体暂时失去知觉、昏迷等。

应对之法

● 进行胰高血糖素注射或葡萄糖注射（此时，多数患者已无法自救，需要旁人的帮助）。
● 立即联系主治医生，送往医院治疗。

*一旦出现低血糖自觉症状，应立即饮用糖水。
*除了砂糖之外，还可以食用奶糖、饴糖、咸饼干、甜饼干等食物。不过，巧克力见效比较慢，不建议食用。此外，虽说瓶装饮料也不错，但是由于近来瓶装饮料有低糖的倾向，因此要选砂糖和葡萄糖含量较高的类型。

安全度过"应激状态"的方法

◎身体不适的日子，血糖容易紊乱

糖尿病是慢性疾病，在漫长的治疗过程中，即使再留意，也难免出现感冒、拉肚子等身体不适的情况。

一旦患上感冒，出现发热症状，血糖很容易上升。此外，对于正在进行药物疗法的患者来说，如果出现消化吸收不良、食欲不振的情况，药的功效也会变得相对强烈一些，如此一来，便有引发低血糖的风险。

我们将这些导致血糖和食欲出现异常的身体不适阶段称为"应激状态"。即使是平日能很好地控制血糖的人，也可能会遇到"应激状态"。

◎谨遵医嘱进行相应治疗

我们应尽量避免出现这种血糖失控的状况发生，而最有效的对策就是与主治医生进行沟通，接受医生的建议。

不过，有时也可能出现无法与主治医生取得联系的情况。此时，应确认是否可以与科室的其他医生进行沟通。如果还是不行，还可以前往经常就诊的医院或是最近的医院说明情况、寻求帮助。总之，应提前考虑到此种情况下的应对之法。

对于正在进行药物疗法的患者来说，应更加频繁地进行自测血糖和尿糖，在充分把握各项指标情况的基础上，再与主治医生进行沟通。例如，当出现血糖超过200mg/dl（11.1mmol/L），且与平时相比，尿糖呈现强阳性或是血糖突然降至100mg/dl（5.6mmol/L）以下等状况时，应即刻前往医院就诊。

如果无法即刻就医的话，可先按照下页图表中所示的方法进行紧急应对，同时尽快寻求医生的帮助。

■ 紧急状况下的应急措施

	口服降糖药的患者	进行胰岛素注射的患者
确认身体状况	●每隔3~4小时测一次血糖和尿糖。 ●将发热、呕吐以及其他症状的具体情况记录下来。	
无法保证每日必需的食物摄入量的时候	●尽可能多地摄入一些热量。 ●确保用药量在一半以上。	●尽量遵照医嘱摄入足够的热量。无须在意暂时的营养不均衡。 ●尽量保证注射量不变。
完全无法进食的时候	●中止口服药物。	●尽可能采取与上面相同的对策。 ●如果实在无法保证食物摄入量的时候，应减少注射量，不过仍须保证50%以上的注射量。
出现低血糖症状时	●努力遵照医嘱摄入足够热量。 ●将用药量减至50%，尽早前往主治医生处寻求帮助。	●不要自行应对，应紧急前往医院。

●如何应对高血糖（胰岛素注射患者）

① 餐前血糖在150mg/dl（8.3mmol/L）以上。
   比平日数值每高出50mg/dl（6.25mmol/L），就增加2只速效型用量。不使用速效型胰岛素的患者，也可将正在使用的胰岛素类型的用量增加相应的倍数（数值每高出50mg/dl（6.25mmol/L），就增加2倍的用量）。

② 随机测量时测得血糖为300mg/dl（16.7mmol/L）以上。
   增加2~4只速效型胰岛素用量。不使用速效型胰岛素的患者，也可增加2~4只正在使用的胰岛素类型的用量。

*以上皆为应急对策，在尽力控制血糖的同时，还应尽快联系主治医生，如果无法联系到主治医生，应联系医院的其他医生，总之应寻求专业人士的帮助。

切勿轻信民间偏方

◎ "有效果" "很快就能见效" 等说法没有科学依据

一旦成为糖尿病临界状态或糖尿病患者，以前经常与意气相投的朋友边聊边吃，或是与同事畅饮至很晚的乐趣就会受到极大的限制，而且，还必须认认真真地改善饮食和运动方式。

对于大多数人来说，这是一件相当痛苦的事。所以不难理解为什么有很多糖尿病患者都期待出现一种特效药，可以很快将自己治愈了，因为这样就可以回归到以前的生活状态了。

正是看准了某些糖尿病患者的这种心理，各种各样的民间偏方和所谓的降糖食品不断出现在人们的面前，它们标榜的正是"糖尿病的克星""快速降血糖"。那么，这些民间药物、民间偏方和降糖食品是否真的有效果呢？

我们没有办法将所有的民间偏方和降糖食品都拿来做实验并分析一遍，所以也无法证实这些对糖尿病的确切效果。不过，像"灵水""神石"等明显缺乏科学依据的说法，可以肯定都是骗人的。

此外，还有一些会用"提高胰岛素活性、降热量功效"等看起来像是医学术语的宣传语，但是如果仔细阅读，会发现里面描述的内容大多没有科学依据。

市面上还有许多宣称对改善糖尿病有效的饮品，但有些饮品中仍然含有葡萄糖，有些还含有咖啡因和酒精，因此，在购买前有必要仔细查看配料表。

◎醋蛋液、芦荟对改善糖尿病有效果吗

醋蛋液和芦荟一直以来都是很受追捧的"降糖"食品，但据尝试过的患者和医生说，貌似"没有什么特别的效果，不过也没有什么不好的影响"。

最近，含有膳食纤维及茶多酚的茶叶受到人们青睐，也有许多患者表示喝茶对改善糖尿病有一定效果。

由于茶叶中含有儿茶素等茶多酚，所以对身体有一定的益处。但与其说茶叶对改善糖尿病有效，不如说全方位的饮食疗法起了作用。因为很多患者会用茶代替糖分较多的果汁等饮品，而这本身就是一种更为健康的饮食习惯。

总之，请各位牢记一点，高血糖及糖尿病终归需要通过饮食疗法和运动疗法才能得以改善，依靠民间偏方是无法治愈的。

不过，经国家食品药品监督管理总局认可的特定保健食品，有些具有辅助降血糖的功效，存在一定的利用价值。

■ 最近掀起一股健康饮品热

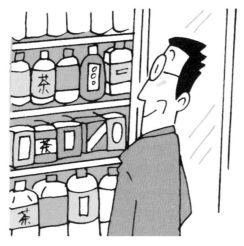

有一些患者表示茶叶对改善糖尿病有效，这是因为他们一般会用茶代替糖分较多的果汁等饮品，这样一来，便可达到改善血糖的效果。

如何选择可靠的医生和医院

◎重要的不是医院规模大小，而是医生的专业与经验

要想改善高血糖及糖尿病，需要彻底地实行饮食疗法和运动疗法。而要想坚持下来，没有强大的意志力是办不到的，中途放弃的人可谓数不胜数。

因此，找到一位值得信赖的医生，严格遵照他的指导行动，医患齐心协力对抗疾病，乃是重中之重。

那么，如何能找到对治疗高血糖及糖尿病有学术知识又有一定治疗经验的专业医生呢？是否只要前往规模大、有名的医院就可以了呢？虽说大医院里汇集了众多优秀的医生，但这不意味着那里一定会有很多治疗高血糖及糖尿病的专科医生。反而是在专科医院或是诊所工作的医生，对于糖尿病的治疗可能会更有经验，也就是说，医院的规模无法成为选择医生的标准。

◎选择可靠医院和医生的判断标准

那么，判断标准究竟是什么？首先是该医院以及医生对于高血糖及糖尿病的治疗是否热心。如果是糖尿病专业医生，这点应该就不成问题了。如果没有，还可通过其他的方面进行判断。例如，前台及候诊室是否贴有关于糖尿病治疗相关的海报，是否积极开展"糖尿病教育"；是否会对检查结果做详细说明；是否有明确的治疗预期及血糖和体重控制目标；是否会耐心为患者进行饮食疗法及运动疗法指导……

此外，该医生与其他科室医生的合作情况（比如该医生是否会建议患者前往眼科检查等）；与护士、营养师、检验医师的互动情况，也是十分重要的判断标准。

由于与糖尿病医生要相处很长时间，所以一定要找一个值得信赖的医生。此外，医生的医德也很重要，因为这关系到该医生是否能站在患者的角度提供切实有效的建议。

如果实在无法作出判断或是没有遇到合适的医生，还可前往当地的糖尿病协会咨询。

◎要想共筑医患之间的信赖关系，患者的态度也很重要

要想共筑医患之间的信赖关系，单靠医生的热情是不够的，患者方面的态度也很重要。这就需要患者做到知无不言，还要谨遵医嘱。知无不言就是把病情相关的信息都要传达给主治医生，谨遵医嘱就是要严格执行医生的指导与要求。如果有什么不明白的地方，应积极与主治医生沟通，直至完全弄明白。

■ 医患之间的信赖关系是治疗的根本

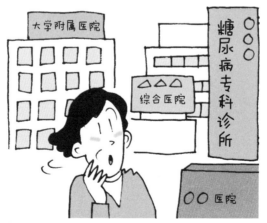

糖尿病治疗，最关键的是找到值得信赖的医院和医生，谨遵医嘱，共建医患信赖关系。